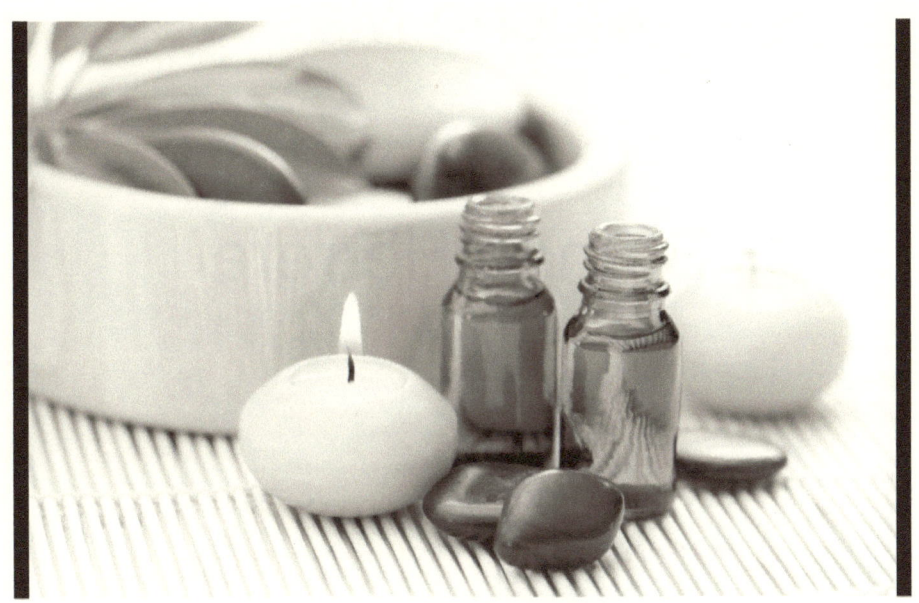

El Arte del Masaje Ayuda en la Diabetes, Dolor de Espalda, Dolor de Cabeza, Ansiedad, Depresión y Mucho Más

Por
Brenda Herrera

Renuncia

Este libro se ha escrito para proporcionar información sobre el beneficio del masaje en la diabetes y otras afecciones. Se han hecho todos los esfuerzos para que esta información sea lo más completa y precisa posible.

Además, este libro contiene información sobre el beneficio del masaje en la diabetes y otras afecciones, solo hasta la fecha de publicación. Por lo tanto, este informe se debe usar como una guía, no como la última fuente de información sobre el tema.

El propósito de este libro es educar. El autor no garantiza que la información contenida en este libro esté completa y no será responsable por errores u omisiones.

El autor no tendrá responsabilidad, ni responsabilidad hacia ninguna persona o entidad con respecto a cualquier pérdida o daño causado o supuestamente causado directa o indirectamente por este libro.

Sobre el Autor

Soy una terapeuta de masaje profesional con más de 10 años de experiencia, estoy dedicada al masaje terapeutico y la conciencia de la diabetes.

Obtuve entrenamiento profesional en modalidades de terapia de masajes múltiples, incluyendo técnicas de liberación activa, tejido profundo, masaje deportivo, liberación miofascial, rehabilitación de lesiones, masaje sueco y terapia neurocinética básica.

Enseñé los principios de la terapia de masajes durante 6 años en un colegio de Texas.

Durante mi período de enseñanza en Western Technical College, pude conocer a muchas personas e intercambiar muchas experiencias, pero la experiencia más desafiante para mí fue la siguiente:

Me diagnosticaron diabetes a los treinta años. Junto con el tratamiento médico, el ejercicio y la dieta, me ayudé con el conocimiento de la terapia de masaje y obtuve excelentes resultados. Creo que con el tipo correcto de técnica, el masaje puede hacer maravillas en la diabetes y otras afecciones médicas. También pasé de ser de 240 lbs. - 140 lbs. ¡Tuve que aprender por las malas! Por otro lado, me abrió los ojos, ahora entiendo cuánto estaba dañando mi cuerpo. Por lo tanto, opté por hacer cambios.

Entiendo que es difícil mantener una actitud positiva en tiempos de devastación, ¡pero ahora tengo un nuevo plan! Quiero hacer que otros conozcan las maravillas de la terapia de masaje en la diabetes, la ansiedad, la depresión, el cáncer, la artritis, el estrés y mucho más. Este libro enfatizará su contenido sobre masajes y diabetes mellitus. Si usted es un terapeuta de masaje o en el campo de la medicina, puede encontrar este libro elemental, pero se trata de concientización. Por lo tanto, debo comenzar con los rudimentos. ¡Espero que disfrutes el libro, y espero que cambie al menos una cosa en tu VIDA! ¡Este libro tiene una dedicación especial a todos mis antiguos alumnos y mi familia! Hicieron un cambio en mi vida!

Con Mucho Cariño,

Brenda

Índice

Introducción

Capítulo 01: Entendiendo la Diabetes Tipo 2
Capítulo 02: Problemas de circulación y neuropatía en la diabetes
Capítulo 03: Concienciación sobre la glucosa en sangre: la preocupación básica de la persona diabética
Capítulo 04: Efectos miofasciales
Capítulo 05: Posibles ventajas de la terapia de masaje en la diabetes
Capítulo 06: Técnicas de masaje de puntos de presión segura para personas diabéticas
Capítulo 07: Masaje del pie diabético
Capítulo 08: La terapia de masaje de tejido profundo
Capítulo 09: Manejo del estrés / relajación a través de técnicas de masaje diabético
Capítulo 10: Consejos y precauciones de masaje para pacientes diabéticos
Capítulo 11: Consejos importantes para masajistas

Conclusión

Introducción

La terapia de masaje ha estado en práctica durante siglos con referencias aparentes en escritos prehistóricos de dinastías que incluyen Egipto, Mesopotamia, China, Japón e India. Esta terapia involucra el arte de la manipulación muscular y de los tejidos blandos de forma manual para brindar alivio físico y mental. Hay más de 80 estilos diferentes de masaje en la práctica en la actualidad. Cada técnica utiliza un conjunto específico de movimientos sobre diferentes puntos de presión. Técnicas suaves, el amasamiento, el frotamiento, el prensado, el golpeteo y la vibración son algunos de los numerosos movimientos utilizados en esta antigua terapia. Los estilos utilizados en la terapia de masaje abarcan movimientos suaves y largos para acortar más percusivos. Los aceites esenciales y los ungüentos se usan a menudo junto con el masaje, incorporando así la aromaterapia en la forma de arte. La terapia de masaje apunta no solo al alivio físico sino también a la relajación mental. El control del estrés es un resultado integral de la terapia de masaje, junto con otros beneficios que van más allá del ámbito de la simple mente y cuerpo. Entonces, ¿cuáles son exactamente los beneficios de la terapia de masaje? Aquí hay una lista de condiciones de salud que pueden curarse y ayudarse de manera efectiva a través de la terapia de masaje

Dolor de espalda
Varios estudios han demostrado la correlación entre la terapia de masaje y el alivio del dolor de espalda. Muchos incluso consideran que es más eficaz que la modificación de la columna vertebral o la acupuntura. El masaje ha reducido la necesidad de analgésicos recetados en aproximadamente un asombroso 40%.

Dolor de cabeza

Los estudios han revelado que la terapia de masaje es capaz de reducir la incidencia de migrañas en un individuo y también se dice que ayuda a mejorar los patrones de sueño en general.

Ansiedad y depresión

La enfermedad mental, desafortunadamente, es un aspecto a menudo pasado por alto del bienestar general. Con la aparición de ansiedad y depresión en aumento, se ha establecido una relación entre el funcionamiento fisiológico del cuerpo humano y los comportamientos psicológicos. La ansiedad y la depresión son el resultado del aumento de los niveles de hormona cortisol en el cuerpo. La terapia de masaje reduce activamente el nivel de cortisol en el cuerpo en un asombroso 50%. Además, se ha demostrado que los movimientos utilizados en esta terapia aumentan la liberación de neurotransmisores en el cuerpo que ayuda a aliviar la depresión.

Cáncer

El cáncer es una enfermedad muy común que solo se considera curable a través de tratamientos intensivos con medicina occidental. Si bien puede parecer que la terapia de masaje no tiene un papel que desempeñar en el camino hacia la recuperación, desempeña un papel integral en el tratamiento de los aspectos psicológicos de la enfermedad. Tener que lidiar con una enfermedad terminal ya es estresante para el cuerpo. El aspecto psicológico del proceso de tratamiento incluye depresión, náuseas, fatiga, dolor crónico e inmunidad comprometida. Para ayudar a reducir los efectos secundarios antes mencionados del tratamiento del cáncer, la terapia de masaje ha logrado ser extremadamente efectiva. Muchos clientes que buscaron terapia de masaje junto con quimioterapia y radioterapia regulares también mostraron una mejor respuesta al tratamiento, ya que su viaje de recuperación fue en general más positivo que otros.

Artritis

Las enfermedades degenerativas óseas están aumentando en gran medida debido a hábitos alimenticios poco saludables, factores genéticos y opciones de estilo de vida sedentarias en general. La terapia de masaje ha ayudado a quienes padecen osteoartritis al reducir el dolor y la rigidez y mejorar la función articular.

Ahora que conocemos bien los beneficios de la terapia de masaje, pasemos a su relación con la diabetes.

Capítulo 01:
Entendiendo la Diabetes Tipo 2

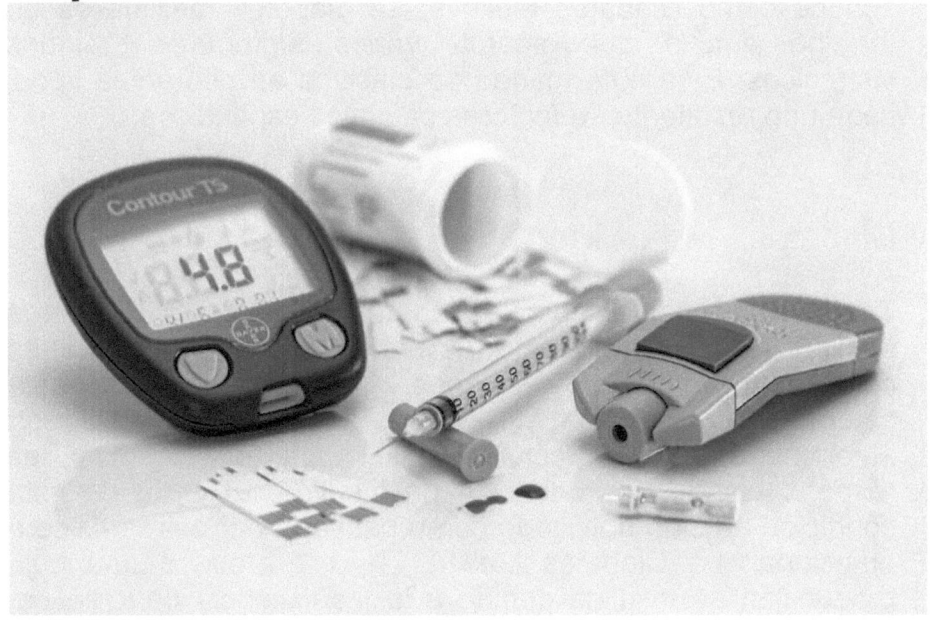

Fuente:

¿Qué es exactamente la diabetes tipo 2?

La diabetes tipo 2 es esencialmente la condición resultante después de que el páncreas no produce la hormona insulina o cuando el cuerpo humano se niega a aceptar la insulina. La insulina es la hormona responsable de la regulación del azúcar en la sangre al metabolizar los carbohidratos. Debido a la falta de insulina en la circulación del cuerpo, la alteración del metabolismo de los carbohidratos hace que los niveles de azúcar en la sangre en reposo se mantengan elevados. Un nivel persistentemente elevado de glucosa en la sangre se conoce como Diabetes Mellitus. La diabetes mellitus es un término amplio que abarca varios síntomas y signos sistémicos. Esta enfermedad se clasifica en diferentes tipos; cada uno resultante de factores causales específicos.

Diabetes Mellitus Tipo 1

También conocida como Diabetes Juvenil, la Diabetes Mellitus Tipo 1 se encuentra a menudo en individuos jóvenes como niños y adultos jóvenes. Los resultados de esta categoría de Diabetes Mellitus se deben a la destrucción autoinmune de las células beta pancreáticas; Eso es responsable de la producción de insulina. El inicio de esta condición ha sido notificado como causado por estrés físico o emocional. La Diabetes Mellitus Tipo 1 produce una baja producción de insulina debido a la insuficiencia pancreática, por lo tanto, todos los Clientes de la Diabetes Mellitus Tipo 1 deben recibir inyecciones de insulina para poder sobrevivir. La prevalencia de esta variante oscila entre el 10-15% de la población diabética.

Tipo 1.5 Diabetes Mellitus

Una categoría intermedia que muestra síntomas que son evidentes tanto en el Tipo 1 como en el Tipo 2, Diabetes Mellitus Tipo 1.5, generalmente se encuentra en individuos de mediana edad.

Diabetes Gestacional

La diabetes gestacional se produce cuando el feto afecta la capacidad de la madre para responder adecuadamente a la insulina, lo que resulta en un aumento del azúcar en la sangre.

La variante más común que prevalece en un gran porcentaje de la población general, sin embargo, es la diabetes mellitus tipo 2.

Diabetes Mellitus Tipo 2

La variante más común de la enfermedad es la diabetes mellitus tipo 2. A diferencia de la diabetes mellitus tipo 1, esta variante se produce cuando ocurre una de dos cosas. Uno, cuando las células pancreáticas no producen una cantidad suficiente de insulina que se requiere para mantener los niveles normales de glucosa en la sangre. Dos, cuando el cuerpo se vuelve incapaz de utilizar la insulina que produce el páncreas. Independientemente de la razón subyacente, el resultado final implica niveles elevados de glucosa en la sangre. Este tipo se conoce como diabetes no dependiente de la insulina. Esta enfermedad, que afecta a más del 85% de los diabéticos, requiere medicación oral que apunta a disminuir la resistencia del cuerpo a la insulina y, posteriormente, aumenta su respuesta de sensibilidad. En casos avanzados, los clientes pueden requerir inyecciones de insulina para mantener el nivel de glucosa en la sangre.

Ahora que hemos analizado los aspectos básicos de esta condición, analicemos los aspectos específicos de esta condición, como los signos, síntomas y tratamientos prescritos necesarios para controlar la enfermedad.

Causas

La diabetes mellitus puede ser el resultado de una amplia gama de factores causales. Los más comunes incluyen la obesidad y las opciones de estilo de vida inactivas. Otros factores incluyen trauma, genética, disfunción glandular, etc.

Como cualquier otra enfermedad, la diabetes viene con su propio conjunto de síntomas y signos evidentes que conducen a un diagnóstico preciso. Los síntomas más comunes incluyen micción excesiva; sed excesiva; letargo; parestesia, sensación de hormigueo o ardor; Neuropatía, y problemas de peso. La fatiga se debe en gran parte a que las células están privadas de energía. Debido a que la glucosa y los azúcares se desperdician con la orina, las células del cuerpo anhelan más agua. Esta necesidad de compensar la hidratación se presenta en forma de sed excesiva y, por lo tanto, frecuentes episodios de micción.

Complicaciones

Las complicaciones más frecuentes relacionadas con la diabetes mellitus incluyen enfermedades cardiovasculares, dentales, renales, amputaciones, problemas de visión y trastornos neuromusculares como la neuropatía. Otros cambios pueden involucrar el tejido blando y el tejido conectivo en el cuerpo en forma de fascia gruesa o rígida que rodea a otros órganos, huesos, músculos, etc.

Tratamiento

- La diabetes mellitus no se puede curar. Sin embargo, puede ser controlado. El tratamiento de la diabetes mellitus se centra principalmente en el mantenimiento y la normalización de los niveles de glucosa en la sangre en el cuerpo. El nivel normal de glucosa en sangre en reposo de una persona sana varía de 80 a 120 mg / dl. El objetivo del tratamiento de la diabetes es mantener un equilibrio saludable entre la medicación, el ejercicio físico, la nutrición adecuada y el manejo del estrés. Este mantenimiento de la balanza requiere un seguimiento cuidadoso. El método más rápido y conveniente para controlar los niveles de glucosa en la sangre es mediante el uso de pruebas de tira. A causa de las fluctuaciones en los niveles de glucosa en la sangre, se pueden tomar medidas adecuadas para mantener a un cliente sano. El monitoreo también ayuda a deducir cualquier necesidad de ajuste de dosis. Los medicamentos comunes empleados para controlar la diabetes incluyen los siguientes:

Sulfonilureas: estimula la liberación de insulina del páncreas.
Trasplante pancreático de cerdo: Reemplazo del órgano afectado con insulina de cerdo, ya que es casi la mejor combinación para la insulina humana.
Metformina: reduce la cantidad de glucosa liberada desde el hígado.
Starlix y Prandin: ambos activan la liberación de insulina del páncreas
Inhibidores de la alfa-glucosidasa: retrasa la digestión de los carbohidratos.
Inhibidores de la DPP-4: niveles más bajos de azúcar en la sangre.

La diabetes no es una enfermedad que lo paralice o lo prive de disfrutar todos los aspectos de la vida. Todo lo que necesitas es un equilibrio. Con el tratamiento médico adecuado e invocando activamente opciones de estilo de vida saludables en la rutina diaria, los diabéticos son capaces de llevar una vida perfectamente normal.

Entonces, ¿cuál es exactamente la correlación entre la terapia de masaje y el manejo de la diabetes? Primero, echemos un vistazo más de cerca a los problemas básicos de una persona diabética que pueden abordarse con la terapia de masaje.

Capítulo 02:
Problemas de Circulación y
Neuropatía en la Diabetes

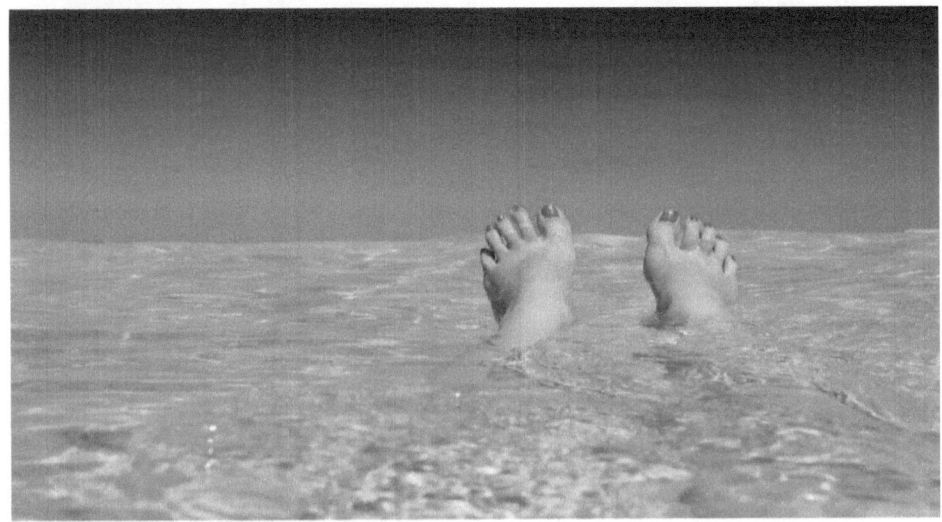

Fuente: Pexels

Efectos de la diabetes en la circulación sanguínea

Con millones de personas en todo el mundo que padecen diabetes mellitus, un efecto secundario común que se observa es la mala circulación de la sangre. El aumento de los niveles de glucosa en la sangre da lugar a una serie de problemas circulatorios en todo el cuerpo, con ejemplos comunes como el aumento de la discapacidad y las complicaciones que potencialmente pueden afectar su vida. Estos problemas pueden empeorar potencialmente si no se mantiene un buen control sobre el nivel de azúcar del cuerpo.

Tipos de problemas circulatorios en pacientes diabéticos:

Los siguientes tipos de problemas circulatorios se ven comúnmente en clientes que padecen diabetes mellitus.

1. Enfermedad de la arteria periférica: este efecto secundario produce una disminución del flujo sanguíneo en las periferias de las piernas y los pies. Cuando se realizan actividades como caminar, no llega suficiente flujo de sangre a esas áreas, una condición comúnmente conocida como claudicación intermitente.

2. Retinopatía diabética: cuando la disminución de la sangre llega a los pequeños vasos sanguíneos de los ojos, se dañan. Esto significa que la retinopatía diabética puede resultar en ceguera completa o pérdida parcial de la visión.

3. Daño renal: el suministro insuficiente de sangre a los vasos renales eventualmente causará daño a los riñones.

Síntomas comúnmente observados en diabéticos debido a problemas circulatorios deficientes:

Hay una serie de síntomas que pueden estar asociados con una mala circulación debido a la diabetes. Esto incluye lo siguiente:

• Dolor en el pecho durante las actividades que causan esfuerzo.
• Dolor en las extremidades, como las piernas y los pies al caminar
• Aumento de los niveles de presión arterial.
• Un aumento en la incidencia de infecciones del pie debido a la disminución del flujo sanguíneo
• Dificultad para ver, pérdida parcial de la visión.
• Fatiga, retención de líquidos y observación de proteínas en la orina.
• Desglose de la piel, especialmente en la región del pie.

Efectos del masaje en los problemas asociados con problemas circulatorios deficientes en diabéticos

• Ayuda a promover el flujo de sangre en una región particular que está privada de sangre. Esto significa que todos los problemas mencionados anteriormente, como el daño renal, el daño retiniano y el daño de la periferia, pueden reducirse considerablemente.

• Elimina o elimina la acumulación almacenada de ácido láctico de los músculos del cuerpo. Esto ayuda a eliminar la fatiga asociada con la realización de actividades normales diarias.

• Permite la entrega de sangre fresca y rica en oxígeno al cuerpo, energizando al cuerpo como antes. Todas las actividades que el cuerpo no pudo realizar ahora se pueden realizar fácilmente.

• Alivia el dolor muscular que surge debido a la congestión de la sangre.

• Mayor movilidad debido al aumento de la circulación sanguínea de las piernas y los pies.

Entendiendo la neuropatía diabética

La neuropatía diabética es el nombre que se le da al daño a los nervios como resultado del aumento de los niveles de glucosa en sangre en la sangre durante una larga duración.

Tipos comunes de neuropatía que afectan a los diabéticos

• Neuropatía periférica: un tipo de neuropatía que afecta las periferias de las manos y los pies.

• Neuropatía autonómica: un tipo de neuropatía que afecta principalmente el tracto digestivo. Los vasos sanguíneos, los órganos sexuales y el tracto urinario también pueden verse afectados.

Los síntomas comunes de la neuropatía en personas diabéticas

1. Neuropatía periférica

• Entumecimiento que puede volverse permanente después de un tiempo.
• Sensaciones de hormigueo.
• Sensaciones dolorosas.
• Sensación de quemaduras, especialmente durante la noche.

2. Neuropatía autonómica.

• Hechizos frecuentes de diarrea.
• Sensación de hinchazón
• Urgencia constante de vómitos.
• Sensación de náuseas frecuentemente observada
• Comer comidas pequeñas y sentirse extremadamente lleno.
• Sensaciones de acidez estomacal a lo largo del día.
• Estreñimiento frecuentemente observado

Efectos del masaje en los problemas relacionados con la neuropatía diabética.

Se ha observado que los masajes producen una gran mejoría en las personas que padecen diabetes mellitus. Esto incluye lo siguiente:

• Libera endorfinas, analgésicos naturales del cuerpo.
• Ayuda en la reducción de espasmos y calambres.
• Ayuda a aliviar el dolor nervioso y la parestesia que se produce con frecuencia
• Mejora la circulación mediante el bombeo de nutrientes esenciales en el cuerpo
• Mejora los hábitos intestinales y reduce el estreñimiento / hinchazón

Capítulo 3: Concienciación Sobre la Glucosa en la Sangre: La Preocupación Básica de la Persona Diabética

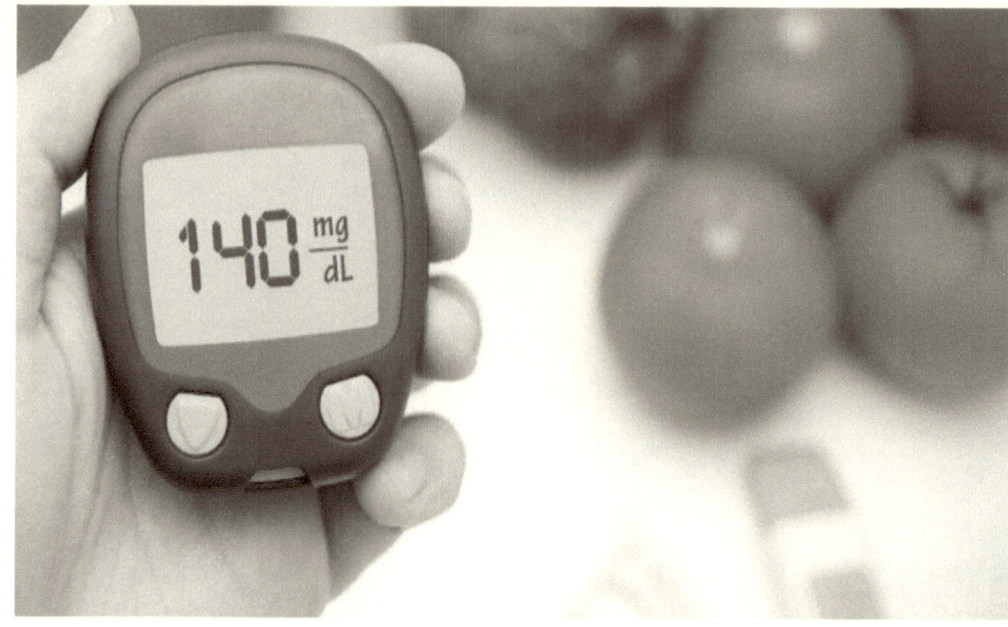

Dado que la diabetes mellitus es tan frecuente en la población mundial, no debería sorprender que la conciencia de la glucosa en la sangre sea un tema estresado y promovido entre todos nosotros. Aprender acerca de cómo detectar una caída o un aumento en los niveles de azúcar, los síntomas comunes de la hipoglucemia, cómo manejar tales situaciones y cómo prevenirlos es crucial para el bienestar de las personas diabéticas. Es importante recordar que en personas diabéticas, la hipoglucemia grave se considera una emergencia médica que requiere atención cuidadosa para ser tratada. Echemos un vistazo a las siguientes maneras en que puede ser más consciente de la glucosa en la sangre.

¿Cuáles son los síntomas comunes asociados con los niveles bajos de glucosa en la sangre?

La hipoglucemia o los niveles bajos de azúcar en la sangre son una condición que se observa con frecuencia en todos los diabéticos, especialmente en aquellos que han sido diagnosticados con diabetes tipo 1. Los siguientes síntomas se ven comúnmente en tales clientes:
• Transpiración
• Hormigueo en la boca
• Dedos temblorosos
• Aumento de la frecuencia cardíaca
• Sacudiendo
• Temblor en todo el cuerpo
• Debilidad
• Sentimiento de malestar o malestar.
• Mareos
• Sensación vaga o confusa
• Somnolencia
• Dificultad para hablar, caminar, pensar y durante las actividades normales como conducir y operar maquinaria
• Pérdida de conciencia y coma.
• Convulsiones / ataques

¿Cuáles son los factores de riesgo comunes asociados con la causa de la hipoglucemia?

La hipoglucemia, como se mencionó anteriormente, es una gran emergencia médica cuando se trata de personas involucradas en la diabetes. Para ayudar a crear conciencia y prevenir esta condición, es necesario conocer los factores de riesgo comunes involucrados. Esto incluye lo siguiente:

1. Falta o retrasa una comida regular, no es una sorpresa que los alimentos signifiquen calorías y nutrientes. Cuando su cuerpo pierde o retrasa una comida, el nivel de glucosa en la sangre disminuye en gran medida. Esto significa que ya no tiene la energía para llevar a cabo sus actividades normales. Las personas diabéticas ya tienen niveles reducidos de almacenamiento de glucosa, por lo que privar al cuerpo de su nutriente principal puede tener consecuencias desastrosas.

2. Ingerir una sobredosis de un determinado medicamento: existen varios medicamentos que pueden causar una disminución en sus niveles de glucosa en la sangre, siendo la insulina una común para los diabéticos con diabetes tipo 1.

3. Consumo de alcohol: se sabe que el alcohol hace que los niveles de azúcar en la sangre caigan a un nivel drásticamente bajo. Para ello, evita que el hígado del cuerpo libere glucógeno en el torrente sanguíneo. El glucógeno es necesario para el correcto funcionamiento y mantenimiento de los niveles de glucosa.

4. Comprometerse en formas de ejercicio extenuante: es un hecho conocido que el ejercicio de cualquier forma o tipo requiere energía en forma de glucosa. Participar en el ejercicio causa el agotamiento de las reservas almacenadas de glucógeno y, por este motivo, la hipoglucemia puede observarse comúnmente en estos individuos.

¿Cómo tratar efectivamente las condiciones de hipoglucemia?

El nivel y la extensión del tratamiento para la hipoglucemia dependen totalmente de cuán consciente esté la persona involucrada.

• Si una persona sufre una situación de emergencia de hipoglucemia grave, es necesario administrar glucagón a través de un kit de inyección de glucagón. Esto se considera como una de las formas más seguras y efectivas de elevar los niveles de glucosa en la sangre. Sin embargo, es importante asegurarse de que el cliente que recibe la administración de glucagón respectiva se encuentre en la posición de recuperación. Esto se hace en un esfuerzo por prevenir un caso de vómito que puede seguir a la administración de glucagón.

• Si la persona involucrada está consciente y el glucagón no está disponible de inmediato, se puede administrar un dulce, como un caramelo, una fruta, un chocolate o un jugo de fruta en un intento de elevar los niveles de glucosa en la sangre.

• En situaciones en las que el cliente/paciente esté semiconsciente o inconsciente, se deben evitar los alimentos que se consumen a toda costa para evitar el atragantamiento. Dicho esto, se puede intentar que el glucagón se administre I / V en una instalación clínica por un profesional médico.

¿Cómo asegurarse de que sus niveles de glucosa en la sangre están controlados y en equilibrio?

Al ser un diabético conocido, es crucial mantener siempre controlados los niveles de glucosa en todo momento. Esto se hace en un esfuerzo por asegurar que todo se mantenga cerca de los límites normales. La diabetes, como se mencionó anteriormente, se sabe que afecta todo el mecanismo del cuerpo. Los niveles altos de glucosa en la sangre causan daños en órganos vitales como los ojos y los riñones. Aparte de eso, desequilibra el mecanismo hormonal de tal manera que la circulación de la sangre se ve afectada drásticamente. Las siguientes formas son excelentes para mantener sus niveles de glucosa en sangre en total control y equilibrio en todo momento.

Conozca sus niveles de azúcar en la sangre.

Esto incluye el rango normal y cuánto puede exceder dentro de esos límites.

Visite a su endocrinólogo cada 3 meses para una consulta.

Discuta cualquier asunto o problema que pueda tener.

Mantenga un control sobre sus piernas y pies.

Se sabe que los niveles altos de glucosa en la sangre afectan las extremidades en gran medida. Esto se hace en un esfuerzo por reducir la movilidad irregular, la neuropatía y otros síntomas comunes. Esto significa visitas regulares al dermatólogo y sugerencias para el cuidado adecuado de los pies.

Coma una dieta balanceada llena de nutrientes.

Esto permitirá que su cuerpo obtenga las calorías deseadas para llevar a cabo las actividades diarias.

Evita los dulces innecesarios.

Ya que pueden agravar aún más los altos niveles de glucosa en la sangre, lo que lleva a un daño mayor. Realice pruebas regulares de glucosa para estar al tanto de la dirección en la que su cuerpo se dirige en términos de azúcar.

Nunca salte ni retrase las comidas.

Esto solo dañará aún más tu cuerpo de manera irreversible.

Ejercite diariamente

El aumento de peso puede volver a disminuir la sensibilidad de su cuerpo a los efectos de la insulina.

Siga el régimen de su tratamiento

Si usted es una persona diabética tipo 1, debe seguir el régimen de tratamiento recetado de la ingesta de insulina. Los que son diabéticos tipo 2; están obligados a seguir el régimen de tratamiento de los medicamentos hipoglucemiantes orales según lo prescrito por el médico. Cualquier cambio en las dosis debe ser discutido por un médico y no hacerse basándose en el criterio personal.

Es necesario conocer los síntomas de la hipoglucemia, ya que es una emergencia que puede ocurrir en cualquier momento de la vida de una persona diabética.

Conciencia de azúcar en la sangre cuando se trata de Terapia de Masaje

Los profesionales de la salud de todo el mundo recomiendan que las personas diabéticas tomen precauciones para evitar la hipoglucemia durante un tratamiento de masaje. Las precauciones nunca deben pasarse por alto cuando se involucra en cualquier actividad. Durante un masaje, sin embargo, se requiere cuidado adicional. Esto se debe a que la terapia de masaje es una forma de tratamiento donde la relajación relajada hace que sea más fácil pasar por alto los síntomas relacionados con una reacción a la insulina. Antes de que comience el tratamiento, es importante que el cliente/paciente informe al terapeuta de masajes sobre la posibilidad de hipoglucemia y cómo el cliente se las arregla para tratarla. Los niveles de azúcar en la sangre se deben controlar después de abandonar la sesión de masaje para garantizar que se puedan disfrutar los efectos calmantes del masaje.

Capítulo 04: Efectos Miofasciales

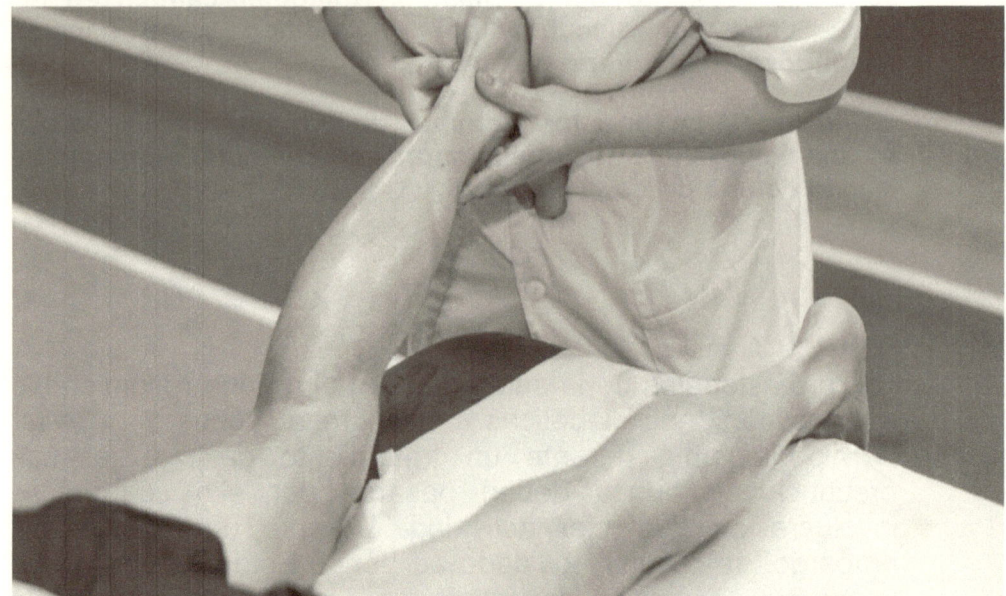

La diabetes mellitus es conocida por afectar el sistema musculoesquelético de varias maneras. Se sabe que los efectos afectan a todo el cuerpo. El aumento de los niveles de azúcar en la sangre engrosan los tejidos del tejido conectivo de la piel y la fascia. Esto significa que puede producirse una movilidad desordenada y dolor en el movimiento. Aparte de eso, una serie completa de efectos miofasciales se ven comúnmente en este tipo de clientes. Esto incluye lo siguiente:

- Articulaciones neuropáticas.
- Calambres musculares
- Síndrome de manos rígidas
- Síndrome del túnel carpiano
- Tenosinovitis
- Movilidad articular limitada
- Neuropatía periférica
- Infarto muscular

• Hiperostosis esquelética idiopática difusa
• Capsulitis adhesiva del hombro.

Articulaciones neuropaticas

Se sabe que esta condición causa una destrucción severa de las articulaciones, que generalmente afecta a la región de los pies. También puede conducir a la pérdida de inervaciones sensoriales y dificultad en la movilidad.

Calambres musculares e infarto

Los calambres musculares y el infarto suelen producirse debido a un suministro disminuido de sangre en el cuerpo. Es una condición potencialmente incapacitante que ocurre de manera espontánea. Esta afección se observa con más frecuencia en aquellos clientes diagnosticados con diabetes mellitus tipo 1. La isquemia o la reducción del flujo sanguíneo causan daños en los microvasos y esto agrava aún más la afección en uno de infarto. Se dice que la región afectada más comúnmente afectada es la región inferior de la pierna y la pantorrilla. Las actividades normales generalmente no agravan la condición. Sin embargo, las formas extremas de ejercicio pueden ser perjudiciales.

Síndrome de manos rígidas

La región de la mano es un objetivo común en los clientes diabéticos por varias razones. La piel de las manos se vuelve tensa, gruesa y de textura cerosa. Hay una serie de factores asociados con esta condición. Esto incluye un aumento de la descomposición del colágeno, un aumento de los niveles de glicosilación del colágeno de la piel y la neuropatía diabética. En etapas avanzadas de esta condición, los dedos pueden sufrir contractura por flexión. Una indicación común del síndrome de las manos rígidas es que el cliente/paciente no podrá juntar las palmas de las manos. Como resultado de esto, finalmente se mantendrá un espacio cuando las palmas y los dedos se presionen juntos.

Movilidad articular limitada

Cuando las articulaciones están cubiertas por un engrosamiento excesivo de la fascia y los revestimientos del tejido conjuntivo, en última instancia se obtiene una movilidad articular limitada. Esto significa dificultad en los movimientos, dolor en los movimientos y debilitamiento extremo en la vida.

Síndrome del túnel carpiano

El síndrome del túnel carpiano es el nombre que se le da a una condición comúnmente asociada con los clientes diabéticos. En esta condición, el atrapamiento del nervio mediano se debe a un aumento prolongado de los niveles de glucosa en la sangre, así como a los cambios degenerativos del tejido conectivo que se deben a la diabetes mellitus. En esta condición, el cliente/paciente generalmente se quejará de pérdida sensorial, parestesia y sensaciones de ardor alrededor del área donde se encuentra el nervio mediano. El dolor también puede irradiarse hacia la región del codo y el antebrazo. Los clientes en esta condición luchan por ser extremadamente difícil y doloroso someterse a movimientos cotidianos simples como la flexión, la extensión y otros movimientos de la muñeca.

Capsulitis adhesiva de la región del hombro

Otro efecto secundario miofascial que se produce debido a niveles anormales de glucosa en individuos diabéticos es la rigidez y el movimiento limitado de la articulación glenohumeral del hombro. El engrosamiento de la cápsula del hombro ocurre con frecuencia y, en última instancia, se traduce en contractura de la cápsula articular del hombro. Movimientos simples del hombro como abducción, rotación externa e interna se llevan a cabo con gran dolor y dificultad.

Tenosinovitis

Esta condición también puede ser referida como dedo de gatillo. Afecta las manos de una persona diabética donde los clients/pacintes pueden quejarse de que sus dedos se aprietan o se bloquean con una sensación de incomodidad. Los nódulos que son palpables son un hallazgo clínico distinto observado en la mayoría de los clientes afectados. La flexión activa o pasiva de los dedos también puede reproducir los síntomas de tenosinovitis.

Hiperostosis esquelética difusa

La afección de la hiperostosis esquelética difusa es aquella en la que los ligamentos paraespinales sufren calcificación. Se observa con más frecuencia en aquellos clientes con diabetes mellitus tipo 2, donde la obesidad es el factor de riesgo más común para estos clientes. En la hiperostosis esquelética difusa, los pacientes generalmente se quejan de los síntomas relacionados con la rigidez del cuello, la rigidez de la espalda y la disminución de la gama de movimientos. Los sitios más comunes del cuerpo humano involucrado incluyen la región torácica, en particular la columna vertebral. Aparte de eso, la columna cervical y las regiones lumbares están involucradas.

¿Cómo puede una persona con diabetes mellitus prevenir o reducir la incidencia de estos efectos miofasciales?

Si desea reducir la incidencia de las siguientes características mencionadas anteriormente, el primer paso para el éxito es mantener los niveles normales de azúcar en la sangre. Esto significa mantener un registro de los niveles de azúcar en la sangre anteriores y compararlos con los actuales. La mejora debe ser el enfoque clave y los métodos derivados para lograr esa mejora deben ser parte de su régimen de tratamiento diario. Solo cuando tenga un comando sobre el índice glucémico de su cuerpo, las medidas preventivas secundarias, como la fisioterapia, las inyecciones de esteroides y los analgésicos, pueden solicitarse a su médico respetado como formas médicas de terapia.

¿Se puede buscar la terapia de masaje como una terapia para la reducción de los efectos miofasciales en individuos diabéticos?

La respuesta a esta pregunta es un simple sí. Los efectos miofasciales se pueden aliviar con la terapia de un masaje. Se trata de ofrecer el tipo y la forma correctos de movimientos a la región afectada y los resultados de hacerlo a través de la terapia de masaje son milagrosos. Los siguientes resultados se pueden observar después de una terapia de masaje:
• Mayor elasticidad tisular
• Mayor amplitud de movilidad.
• Mayores niveles de flexibilidad.
• Reducción de la rigidez y el dolor alrededor de la región articular.
• Mayor entrega de oxígeno y sangre a las zonas periféricas.
• Mejora la fuerza y textura de los músculos y la región de la fascia.
• Reducción del revestimiento de la fascia que rodea los órganos vitales y los músculos.

Ahora que hemos profundizado en los temas relacionados con la diabetes, veamos cuáles son los beneficios de ayudar a la terapia de masaje en el tratamiento de la diabetes.

Capítulo 05:
Posibles Ventajas de la Terapia de Masaje en la Diabetes

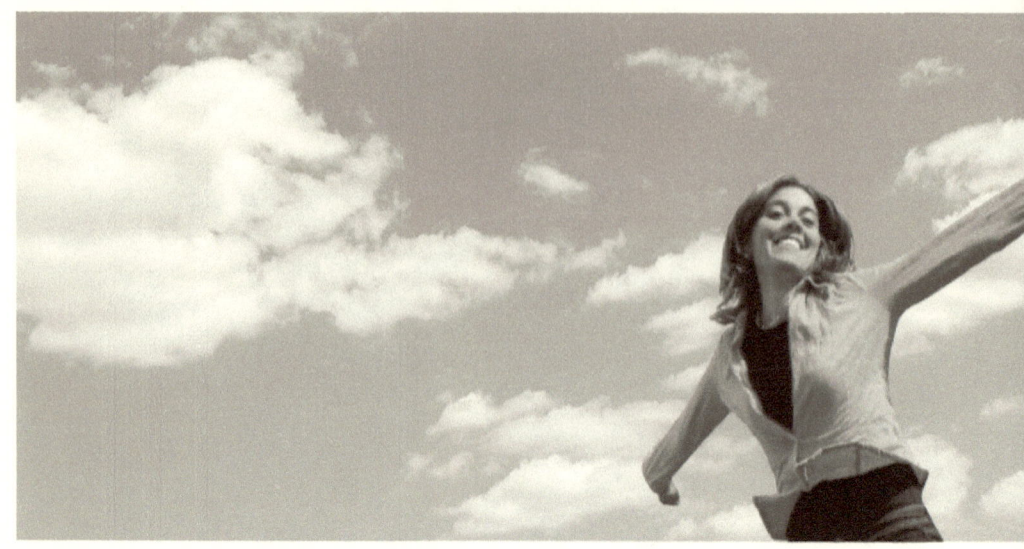

Cuando se trata de la diabetes mellitus, hay una serie de complicaciones que pueden surgir debido a esta dolencia. Para ayudar a lograr una mejora en los efectos de la diabetes, la terapia de masaje ha sido vista como una modalidad de tratamiento maravillosa para ayudar a la diabetes. Ya sea que se trate de diabetes tipo 1 o tipo 2, los diabéticos pueden beneficiarse enormemente de la terapia de masaje profesional. Ser diabético significa recibir mucho estrés en la vida de uno. Enfrentar el estrés significa permitir que el cuerpo humano responda de tal manera que se eleven los niveles de glucosa en la sangre. Esto se conoce como la respuesta de lucha o huida, instilada en cada individuo. Desde la reducción de la presión arterial y la frecuencia cardíaca hasta la relajación muscular y el aumento de la liberación de endorfinas, los beneficios de la terapia de masaje que obtienen las personas con diabetes son inmensos. Echemos un vistazo más de cerca a estos beneficios en detalle.

Aumento de la regulación de la circulación sanguínea.

El aumento de los niveles de glucosa en la sangre puede conducir a una mala circulación de la sangre en todo el cuerpo. Dicho esto, los masajes son una gran forma de terapia que ayuda a mejorar y promover la circulación en todo el cuerpo humano. Hay una serie de masajes distintos que tienen este beneficio e incluyen los siguientes:

• Masaje regular
• Terapia muscular profunda
• Masaje de relajación.
• Masaje con piedras calientes.

Se sabe que las siguientes formas de terapia de masaje que se mencionan anteriormente mejoran en gran medida el flujo sanguíneo en una área en particular, como aquellas en las que se ha producido congestión. Esto permite que el ácido láctico sea expulsado de los músculos de su cuerpo, permitiendo que la sangre rica en oxígeno alcance todas las áreas desfavorecidas. Nota especial: asegúrese de que la diabetes esté controlada. Si la diabetes no está controlada, evite el masaje y obtenga una autorización médica.

Disminuyendo los efectos de la neuropatía.

La neuropatía es una complicación conocida de la diabetes que afecta a una gran mayoría de la población mundial. La neuropatía puede estar asociada con dolor o más comúnmente con pérdida de sensación. La terapia de masaje puede mejorar enormemente la neuropatía al ayudar a elevar los niveles de endorfinas liberadas por el cuerpo al torrente sanguíneo. El aumento de la liberación de endorfinas eleva el umbral del cuerpo para el dolor. Las terapias de masajes, como el masaje deportivo y la terapia de puntos de activación, son dos terapias excelentes para liberar endorfinas como la oxitocina y la serotonina. Ambas endorfinas son excelentes para aliviar el dolor crónico. La neuropatía asociada con la pérdida de sensibilidad también se puede tratar con gran facilidad utilizando técnicas de masaje y reflexología. La restauración de la función nerviosa y la sensación son dos beneficios adicionales que se obtienen mediante el uso del masaje. Esto le permite al cliente ayudar a mantenerse en un régimen de tratamiento adecuado.

Fricción y eliminación de cicatrices.

En la diabetes mellitus, recibir inyecciones frecuentes de insulina es una forma común de tratamiento para quienes padecen diabetes tipo 1 o diabetes dependiente de insulina. Es muy común observar lesiones en los nervios que conducen aún más al desarrollo de cicatrices en estos tipos de clients/pacientes. Cuando se realizan técnicas de masaje y reflexología, el dolor y la disfunción pueden reducirse considerablemente en los sitios de inyección crónica. Por lo general, en estos tipos de clients/pacientes, el exceso de acumulación de tejido cicatricial hace que la piel se vuelva más gruesa, afectando drásticamente la movilidad. La terapia de masaje es una forma maravillosa de eliminar la fricción y las cicatrices, ayudando a restaurar la movilidad en pacientes diabéticos debilitados.

Última forma de relajación y alivio

Como se mencionó anteriormente, la diabetes mellitus trae consigo una carga de estrés para quien la padece. Para ayudar a lidiar con todo ese estrés, los masajes son una excelente forma de terapia que proporciona una experiencia relajante. El mecanismo de acción a través del cual ocurre todo esto es simple. La sedación del sistema nervioso del cuerpo permite a las personas diabéticas alcanzar el descanso y el bienestar del cuerpo que se requiere. Aparte de eso, también disminuye la producción de hormonas del estrés. Es un hecho conocido que el estrés tiene la capacidad de hacer mella en todo el cuerpo. Para ayudar a restablecer el equilibrio orgánico hormonal de una persona diabética, calmar el sistema nervioso es crucial. Qué mejor manera de hacerlo que facilitando la mente y el cuerpo a través de un masaje.

Efectos miofasciales positivos.

El aumento de los niveles de glucosa en la sangre, como el de la diabetes, es famoso por causar un engrosamiento del revestimiento del tejido conectivo del cuerpo. Esto se traduce además en pérdida de elasticidad y movilidad del cuerpo. Los tendones rígidos, los músculos y los ligamentos son una norma, así como las articulaciones que representan un rango de movimiento disminuido. Las personas diabéticas ya no tienen que sentirse restringidas a vivir un estilo de vida sedentario. Esto se debe a que otra gran ventaja de recibir masajes son los numerosos beneficios miofasciales que vienen con su uso. Los beneficios incluyen una mayor elasticidad del tejido y una movilidad más efectiva. La depresión se puede curar por completo, ya que los clientes pueden aliviarse de los movimientos restringidos y los cambios de humor relacionados con la depresión.

Gran forma de impulso psicológico para los diabéticos.

Cuando se trata de la diabetes, la motivación para continuar con un estilo de vida saludable y libre de estrés puede ser difícil para muchos. Los masajes son excelentes para dar un impulso extra psicológicamente a quienes viven al borde de una crisis. La gran motivación que se obtiene con un masaje puede hacer que un individuo se esfuerce por alcanzar todos los factores necesarios para llevar una vida sana y equilibrada, a pesar de tener diabetes.

Entonces, ¿cómo incorporamos los beneficios de la terapia de masaje como una ayuda para el tratamiento de la diabetes? Sigue leyendo para saber el secreto.

Capítulo 06: Técnicas de Masaje de Puntos de Presión para Personas Diabéticas

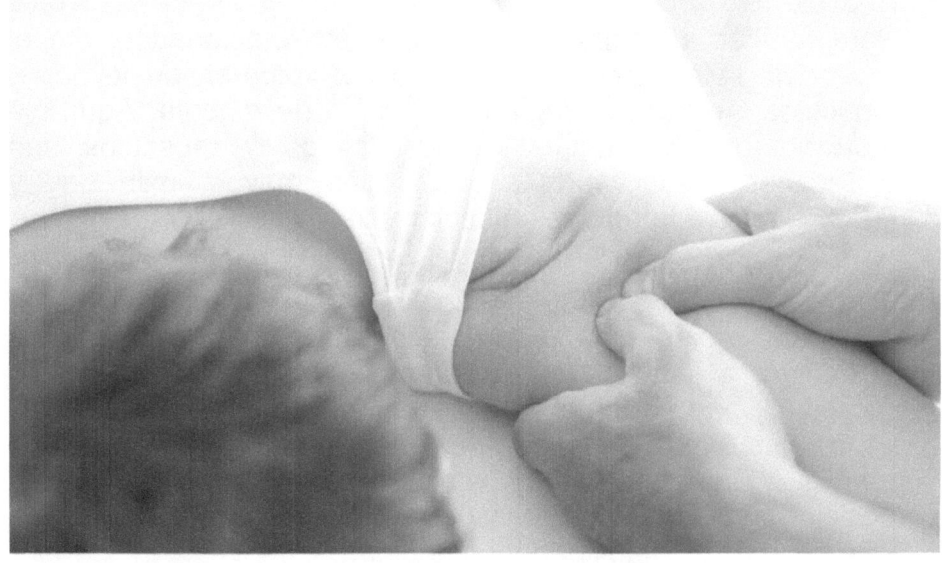

Fuente: Groupon

Dado que la diabetes es una de las afecciones médicas más comunes que afectan a la mayoría de la población mundial, no sorprende que las modalidades de tratamiento para reducir sus efectos secundarios siempre estén en aumento. La terapia de masaje es uno de los temas más comentados e investigados cuando se trata de beneficiar a las personas diabéticas. Para comprender mejor por qué esto es así, echemos un vistazo a los problemas básicos que se contrarrestan a través de técnicas de masaje seguro para diabéticos.

1. Los puntos gatillo

El sobreentrenamiento que causa hipersensibilidad en un músculo crea puntos de activación. Son pequeños nudos en un músculo formado por contractura del tejido muscular donde el flujo de sangre es lento y carece de nutrientes, lo que provoca un dolor constante, fatiga y debilidad en el músculo. También son responsables del dolor de referencia.

2. Grosor de la sangre y grosor de los tejidos y músculos.

Para ayudar a combatir los problemas relacionados con el grosor de la sangre y el aumento del volumen de tejidos y músculos, se puede emplear la terapia de masaje. Aquí, los movimientos particulares de los tejidos y músculos son estresados. Esto ayuda a lograr una mayor flexibilidad y también facilita la rigidez muscular y tisular.

3. Congestión de la circulación sanguínea.

Cuando se trata de obtener una buena circulación que esté libre de la molestia de la congestión, la terapia de masaje es el camino a seguir. Nos referimos a un masaje de cuerpo completo que apunta a la región de pies y manos, especialmente. El masaje de cuerpo completo se puede realizar mientras se está acostado o más cómodamente en la posición sentada. Esta decisión se deja en manos del cliente y se basa en su viabilidad y comodidad.

4. Isquemia

Este término se toma como la hipersensibilidad en los tejidos blandos causada por la falta de suministro de sangre. La mayoría de los pacientes diabéticos suelen tener isquemia debido a los músculos entumecidos.

Ahora, echemos un vistazo a las técnicas de masaje y cómo pueden beneficiarse de los problemas mencionados anteriormente a largo plazo.

Tipos de técnicas de masaje seguro para personas diabéticas

Neuropatía diabética

La neuropatía diabética es una forma avanzada de terapia neuromuscular en la que se realizan técnicas específicas de presión y masaje de tejido profundo para liberar la tensión en el músculo. La técnica se aplica a los puntos gatillo.

Neuro diabético. ¿Cómo ayuda la neuropatía diabética?

Entonces, ¿cuáles son los beneficios? Bueno, la reducción de los niveles de glucosa en la sangre y evitar que la neuropatía empeore. Puede usarse para tratar problemas de tejidos blandos con dolor en la parte baja de la espalda, síntomas del túnel carpiano, calambres en las pantorrillas, dolor de rodilla, síndrome de fricción, etc.

Liberación miofascial

Este masaje específico de tejido profundo o ligero se enfoca en el tejido muscular conectivo. El tejido conectivo rígido y ajustado causa tensión en los accesorios subyacentes. Por lo tanto, resultó un efecto adverso en la postura con dolor severo y tensión. La liberación miofascial utiliza una técnica de fibra de fibra para estirar el tejido conectivo y ayudar a liberar la fascia postural del tejido subyacente.

Beneficios de la curación de la diabetes

La liberación miofascial es altamente efectiva para aumentar la circulación sanguínea, disminuir el dolor, alinear la postura y liberar la tensión muscular. Durante las sesiones, sus sutiles movimientos de tejido profundo brindan relajación a los pacientes diabéticos y pueden experimentar un gran alivio con el músculo tonificado.

Terapia de masaje Shiatsu

El masaje shiatsu es conocido por disminuir el dolor, las náuseas y la neuropatía en la diabetes. Es un tipo de carrocería japonesa que utiliza los dedos, las palmas y los pulgares para aplicar en los puntos de activación. Los tipos de masaje shiatsu incluyen; - Hara Shiatsu se realizó con una suave presión de respiración para liberar bloqueos físicos y de respuesta. - Healing Shiatsu es una terapia en la que el terapeuta activa el potencial de curación del cliente. - El movimiento shiatsu es una forma avanzada de Zen Shiatsu que involucra la psicoterapia a través de los principios gestalt.

Beneficios del Shiatsu para las personas diabéticas

Esta terapia de masaje es bien conocida por disminuir el estrés y la ansiedad al liberar ciertas hormonas y crear una gota en el azúcar en la sangre. También mejora la circulación sanguínea y la absorción de insulina en pacientes con diabetes.

Puntos de acu para clientes diabéticos

El terapeuta de masaje profesional entiende los ciertos puntos de acupuntura para aplicar acupresión y obtiene los resultados beneficiosos. Para evitar un episodio de hipoglucemia, los terapeutas deberían tener especial cuidado de no masajear las áreas de inyección para evitar la absorción de insulina. Los puntos de presión a tratar en clientes diabéticos incluyen;

- Punto del pie del hígado.
- Punto de digestión.
- La parte posterior de la rodilla.
- Por debajo del ombligo.

Capítulo 07: Masaje del Pie Diabético

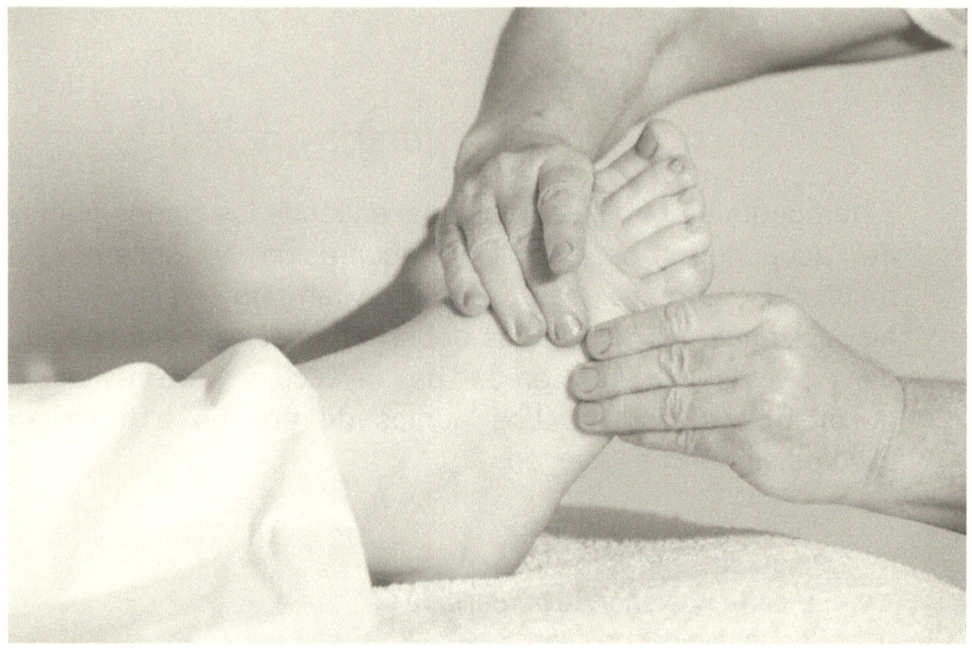

Fuente:

Los pies de una persona diabética están muy afectados debido a la baja circulación sanguínea. Un buen masaje de pie diabético puede beneficiarse en formas terapéuticas y de relajación. Debe ser conducido usando cuatro simples pasos.

• Desde la parte del talón de su pie hasta la base de sus dedos, el pie se acaricia en línea recta. Se utiliza un movimiento de ida y vuelta para lograr la mayor efectividad. Los movimientos se realizan utilizando el talón de la mano o el pulgar.

• Los dedos de los pies se mueven hacia afuera y luego se tiran de manera suave. El área entre los dedos se masajea con el pulgar o los dedos. El siguiente paso consiste en masajear los cuatro huesos metatarsianos que se extienden desde la parte superior hasta la porción media del pie. La dirección que se utilizará incluye la base de los dedos de los pies hacia el área que se encuentra justo por encima de la región del tobillo. Cada área debe ser masajeada lentamente y con gran facilidad.

• **Luego viene la única parte del pie. Se le debe dar gran importancia a esta área, ya que se usa para cargar el peso del cuerpo. El pulgar se utiliza para hacer pequeños movimientos circulares en la región de la suela. El proceso se repite hasta cubrir toda la planta del pie.**

• **Luego cambie a movimientos transversales en la suela utilizando el puntero y los dedos medios. Estos movimientos deben extenderse desde la parte del talón hasta el área de la bola del pie.**

Masaje terapéutico de pies

Los masajes terapéuticos son una forma ideal de terapia para aquellas personas que padecen diabetes mellitus. Esto se debe a que mejoran la respiración, relajan los músculos adoloridos y reducen las hormonas del estrés. El estrés solo agrava la diabetes a medida que aumenta los niveles de glucosa en la sangre, preparando al cuerpo para una situación de lucha y huida. Durante este procedimiento, el terapeuta de masaje relaja el cuerpo y la mente mediante movimientos particulares que alivian la tensión en los músculos del pie.

Masaje de pies en el punto gatillo

La terapia de puntos de activación es el nombre que recibe un tipo de masaje que permite aplicar presión a ciertos puntos de activación del cuerpo humano. También se conoce como terapia neuromuscular, ya que afecta áreas donde hay irritabilidad, como nudos y protuberancias en la región muscular. El masaje permite que la presión que es aceptable para el cliente diabético se aplique a los músculos mediante varios movimientos diferentes. Esto también permite que los músculos circundantes experimenten estiramiento y relajación. En algunos clientes, esto puede parecer una fuente de malestar y dolor que se irradia a otras regiones del cuerpo. La terapia de puntos de activación es especialmente útil en condiciones donde los niveles irregulares de glucosa en la sangre conducen a calambres musculares en la región del tobillo y la pantorrilla debido a la isquemia.

Capítulo 08: La Terapia Sueca vs La Terapia de Tejido Profundo

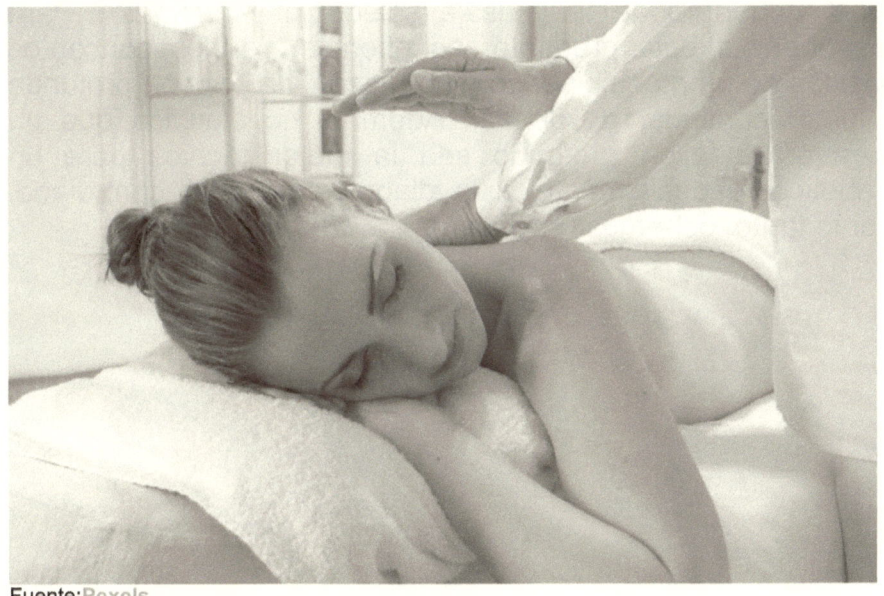

Fuente:Pexels

Recibir un masaje de presión profundo es considerado como una de las mejores formas de terapia cuando se trata de la relajación y la relajación de los sentidos. También conocido como Masaje de tejido profundo, pero ¿sabía que el masaje ahora se considera como una forma de terapia utilizada para tratar los muchos efectos secundarios de la diabetes mellitus? Sí, escuchaste bien, un masaje nunca debe ser subestimado, por decir lo menos, ¡porque los beneficios que puede traer son realmente fabulosos! Entonces, ¿qué se puede esperar de la cobertura de un masaje saludable y relajante? Para responder a esta pregunta, es esencial ver los conceptos básicos de un masaje sueco y un masaje de presión profunda y luego continuar desde allí. Además, no significa que un masaje de tejido profundo sea la mejor técnica para un diabético, especialmente si la diabetes no está controlada. Por lo tanto, echemos un vistazo.

¿Qué queremos decir exactamente con el término "terapia de masaje"?

La terapia de masaje es la manipulación de los tejidos blandos con la mano o mediante un aparato mecánico o eléctrico con el fin de realizar un masaje corporal. El término incluye effleurage (trazos largos de deslizamiento), petrissage (amasamiento), tapotement (percusión), compresión, vibración, fricción, movimientos nerviosos y gimnasia sueca. La terapia de masaje puede incluir el uso de aceite, lubricante, salsas, lámparas de calor, compresas frías y calientes, o bañeras, duchas, jacuzzi, sauna, baños de vapor o gabinetes. La terapia de masaje es un servicio de atención médica cuando el masaje es con fines terapéuticos, y un terapeuta de masaje con licencia puede recibir referencias de un médico para administrar la terapia de masaje. Esta es la definición exacta de TDLR. Un masaje puede definirse como el acto de frotar los tejidos blandos del cuerpo. Estos incluyen los músculos en particular. Los masajes son excelentes para aliviar el dolor, reducir el estrés y la tensión, mejorar la circulación del flujo sanguíneo y promover la fase de relajación. Hay muchos tipos diferentes de masajes para elegir, cada uno diseñado en particular para un uso específico. Las personas que aplican masajes se conocen comúnmente como terapeutas de masajes. Un terapeuta de masaje puede aplicar presión con los dedos, las manos, los codos y, a veces, incluso con las rodillas. Los masajes varían en intensidad. Algunos pueden ser muy intensos y activos, mientras que otros son del tipo más suave.

¿Por qué las técnicas de masaje suecas difieren de las demás?

Desarrollado por el médico sueco Per Henrik Ling, este masaje específico tiene técnicas de masaje absolutamente calmantes que ayudan a aumentar la circulación sanguínea, la oxigenación y liberar toxinas como el ácido úrico y el ácido láctico de los músculos. Esto es particularmente esencial para los clientes diabéticos, ya que la acumulación de toxinas y desechos metabólicos en su sangre es mayor debido a la actividad pancreática alterada. El masaje sueco también mejora la flexibilidad muscular y la circulación sanguínea. Vamos a discutir las diferentes técnicas del masaje clásico.

Effleurage

Estos son métodos de masaje deslizantes que cubren diferentes áreas del cuerpo. El terapeuta realiza trazos largos de barrido con una luz alterna y una presión firme, realizada con la punta de los dedos o la palma de la mano. Para las personas diabéticas, la presión se aplica de acuerdo con las recomendaciones del historial del caso.

Petrissage

Esta es una técnica de preparación que penetra en el masaje más profundo al amasar los músculos. Se realiza utilizando varias técnicas de mano para romper los puntos de presión y prepararlos para la siguiente técnica de masaje.

Fricción

Esta técnica es el segundo conjunto de calentamiento del masaje sueco que prepara al cuerpo para un masaje de punto de presión más profundo. Las palmas se frotan entre sí sobre la piel de la persona que recibe el masaje para crear una especie de fricción. Sin embargo, esto se hace en una nota suave en los clientes diabéticos.

Tapping rítmico o tapotement

La técnica involucra los lados de los puños de las manos que golpean suavemente en un ritmo. Esto ayuda a relajar y energizar los músculos juntos.

El temblor y la vibración

Esto se hace para aflojar los músculos con un talón de la mano en la mayoría de los casos.

Modalidades de masaje

Hay una serie de diferentes tipos de masajes que tienen lugar. El tipo varía según la necesidad o falta del cliente/paciente. Algunos tipos comunes de masajes incluyen los siguientes:

• Masaje de Puntos Gatillo.

• Masaje Deportivo

• Masaje Sueco

• Auto-masaje

Masaje de puntos de activación: el nombre de este masaje se explica por sí mismo por su descripción. Es una forma de masaje que se enfoca en puntos de activación particulares ubicados en varias regiones del cuerpo. Es una forma de masaje menos suave, considerada como incómoda para muchos. El terapeuta de masaje aplica presión a varias regiones del cuerpo, como nudos, lazos musculares y músculos tensos / con exceso de trabajo. El masaje se lleva a cabo hasta que los músculos están en total facilidad.

Masaje deportivo: el masaje de tejido profundo es otra forma de masaje de tipo activo y tenso. La tensión duradera de los músculos generalmente puede tratarse con esta forma de masaje. El terapeuta de masaje aplica movimientos lentos con los codos y los dedos. Esto se hace con el esfuerzo de alcanzar las capas más profundas de la región muscular. Como diabético, se recomienda caminar a paso ligero durante 30 minutos al día. De vez en cuando, esto puede agravar las articulaciones y la postura, y un ligero masaje deportivo ayudará con el dolor, la postura y la elasticidad.

Masaje sueco- una de las terapias más suaves. Este tipo de masaje utiliza una serie de técnicas diferentes para promover el alivio de la tensión muscular, la mejora de la circulación sanguínea y una mayor relajación. Las técnicas comúnmente empleadas en este tipo de masaje incluyen movimientos de deslizamiento, golpecitos y métodos de amasamiento en la capa muscular que se encuentra en la dirección del flujo sanguíneo del corazón.

Cuando se trata de un buen masaje, es sin duda una forma útil de tratamiento. Vamos a discutir por qué este puede ser el caso. En primer lugar, los masajes promueven la relajación como ninguna otra. Aparte de eso, un masaje es capaz de aliviar el dolor de una manera conveniente, rentable y que no requiere intervención médica. Los masajes son considerados como una gran forma de terapia para aliviar diferentes tipos de tensión muscular. La restauración del flujo sanguíneo y la mejora de la circulación de la sangre alrededor del cuerpo también son algunos de los grandes beneficios que poseen los masajes. El dolor resultante de la presión sobre los nervios es otra dolencia que los clientes pueden aliviar mediante el uso de un masaje. Por último, el movimiento articular perdido se puede restaurar como nunca antes.

¿Qué precauciones deben tomarse para garantizar que su masaje sea totalmente seguro?

Cuando se trata de la terapia de masaje, generalmente se asocian pocos riesgos con el procedimiento en general. Esto se proporciona por el hecho de que un profesional capacitado está realizando el masaje. Entrando en un masaje, uno debe sentirse totalmente relajado. Sin embargo, hay una serie de precauciones que deben tomarse para evitar cualquier tipo de percance durante el procedimiento. Las siguientes condiciones son tales que requieren una consulta con el médico antes de poder implementar un masaje. Estos incluyen los siguientes:

1. Áreas abiertas de la herida.
2. Áreas de piel débil.
3. Venas que poseen coágulos de sangre.
4. Moretones
5. Trastorno hemorrágico conocido.
6. Historial de drogas que involucra el uso de un anticoagulante.
7. Una disminución general de los recuentos de plaquetas en la sangre.

8. Las mujeres embarazadas deben evitar tomar un masaje. Si su proveedor de atención médica está de acuerdo con esto, entonces solo deben hacerse masajes durante el embarazo.

9. Los clientes que sufren de un tumor o cáncer deben evitar la aplicación de una presión profunda e intensa sobre la superficie de la piel donde está presente el tumor o el cáncer. Nuevamente, esto debe ser aprobado por el proveedor de atención médica del cliente.

¿Qué es un buen masaje de tejido profundo?

Por lo general, hemos encontrado el término buen masaje. Sin embargo, una vez dicho esto, no hay mucha gente realmente consciente de lo que realmente implica un buen masaje. Un buen masaje es un término que se le da a un masaje que utiliza un toque curativo para reducir la frecuencia cardíaca, los niveles de estrés, las hormonas en la sangre y la presión arterial. Aparte de eso, un buen masaje trabajará para mejorar la función inmunológica del cuerpo. También puede aumentar los niveles de los analgésicos naturales del cuerpo, que también se conocen como endorfinas y serotonina. Los buenos masajes también influyen en la velocidad de liberación de los reguladores del estado de ánimo, todo ello a costa de aliviar el dolor de los músculos adoloridos. El mejor consejo que puedo dar es que si ese masaje no debería ser doloroso. Si siente dolor y no lo puede tolerar, haga que su terapeuta esté conciente. A menos que esté desafiando a su cuerpo a tener más elasticidad o rango de movimiento, apueste que habrá incomodidad, pero nunca haga más de lo que puede tolerar. ¡Escucha a tu cuerpo! ¡Este es el gran consejo para ti hoy! **¡Escucha a tu cuerpo!**

Capítulo 09: Manejo del Estrés y Relajación Através de Técnicas de Masaje Diabético

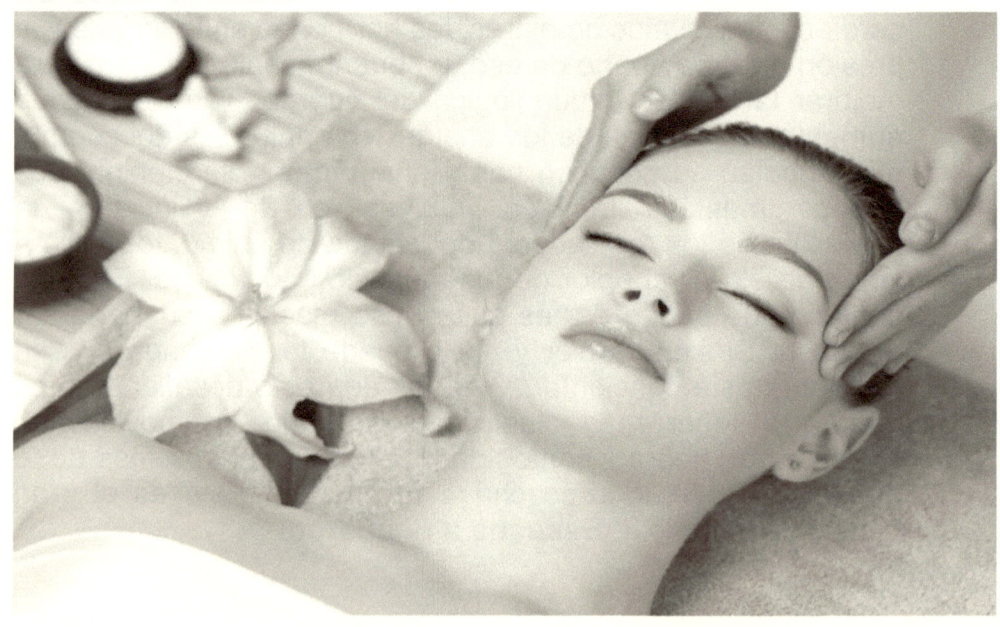

Fuente:123RF

Con todo el ajetreo y el bullicio de este mundo, es difícil para las personas normales dejar que los diabéticos manejen el estrés en la actualidad. Los masajes se consideran una gran forma de terapia con numerosos beneficios mencionados anteriormente. Las técnicas de relajación son un aspecto esencial de la gestión del estrés. Se sabe que el estrés afecta la mente, el cuerpo y el alma. Por esta razón, los investigadores siempre están buscando métodos a través de los cuales se pueda abordar el estrés. Hay varias formas mediante las cuales una persona puede sobrellevar el estrés, lo que le permite a su mente concentrarse en una mayor atención y ayudar a disminuir la frecuencia respiratoria.

¿Cómo hacer frente al estrés?

Con la velocidad a la que el mundo se mueve y los desafíos que trae la vida cotidiana, lidiar con el estrés nunca ha sido tan importante. Hay varias maneras de manejar el estrés.

• Paso 1: identifique los factores desencadenantes para monitorear lo que realmente es lo que le estresa más

Esto puede ir desde cosas como elecciones básicas como qué alimentos debería consumir hoy en día, y condiciones climáticas hasta situaciones más complejas como condiciones médicas, relaciones, traumas personales, emociones, trabajo. Esté atento a este particular en la diabetes mellitus.

• Paso 2: piense en formas o estrategias sobre cómo planea manejar el estrés

Esta estrategia puede involucrar toda una serie de cosas. Buscando ayuda profesional, actividades al aire libre como deportes o simplemente hablar contigo mismo para dejar salir esas emociones.

Masajear tu cerebro: el método ideal para aliviar el estrés

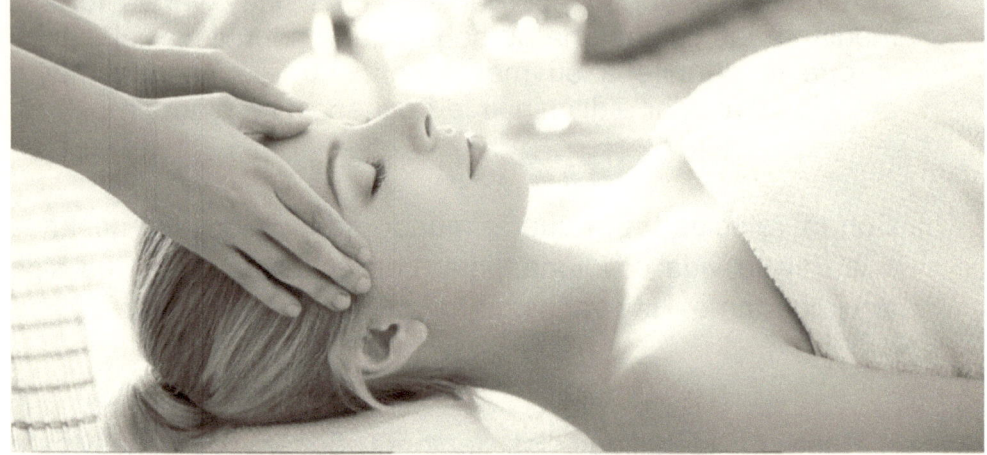

Los masajes son una forma maravillosa de terapia cuando se trata de aliviar el estrés y el mejor modo de relajación. El resultado final que podemos agregar es una sensación general de bienestar.

- ## El estrés está todo en tu cabeza

- **Para ayudar a entender por qué los masajes provocan una disminución general del estrés, uno debe estar bien al tanto de los neurotransmisores y las hormonas que controlan el estado de ánimo de una persona.**

- Serotonina

- Es el nombre que recibe una hormona especializada secretada en el cerebro que regula el estado de ánimo, entre otras cosas, como el hambre y el sueño. Durante un masaje, la serotonina es promovida para ser liberada por el cerebro. Es por esto que generalmente se observa un estado de ánimo positivo después de que una persona se somete a un masaje.

- Dopamina

Es el nombre que recibe un neurotransmisor cuyos niveles aumentan después de un masaje. Las neuronas que están unidas a la dopamina son las mismas que las responsables de proporcionar un sistema de sentido de recompensa. Los sentimientos de bienestar, placer y contenido son algunas de las muchas emociones asociadas a este neurotransmisor.

- Oxitocina

- Es el nombre que se le da a la hormona del amor, ya que proporciona una sensación de calor que se desvanece con el tiempo.
- Durante un masaje, esta hormona se eleva a niveles altos, especialmente cuando el masaje es de tipo suave. Es esta hormona la que le da a uno esa sensación de cuidado y comodidad, similar a la que se trata en un spa.

- **Cortisol**

- El cortisol es una hormona que se libera en el cuerpo cuando los niveles de estrés están en su punto más alto, por lo que es reconocida como la hormona del estrés. Contrae los vasos sanguíneos, lo que aumenta la presión arterial.

- Durante un masaje, los niveles de cortisol disminuyen drásticamente. Como resultado de esto, los efectos fisiológicos del estrés también se reducen automáticamente. Esto también aumenta simultáneamente la inmunidad del cuerpo a los virus y mejora la cicatrización de las heridas.

Epinefrina o Nor-epinefrina / Adrenalina o Nor-adrenalina

Estas hormonas son las responsables de la reacción de lucha o huida del cuerpo, que a su vez está directamente relacionada con el estrés.

Durante un masaje, los niveles de estas hormonas se reducen drásticamente a un mínimo final. Para resumir, todos los sentimientos relacionados con una sensación de relajación es lo que puede esperar. Algunos de los efectos comunes observados en el cuerpo humano después de un masaje debido a su disminución incluyen.

☐ Aumento del metabolismo de la glucosa.

☐ Presión arterial baja

☐ Ritmo cardíaco disminuido

Evidencia relacionada con masajes que causan una sensación de bienestar y relajación.

Según un estudio publicado por el Instituto de Investigación Touch, se ha descubierto que los masajes crean un efecto duradero en el cerebro como ninguna otra forma de alivio del estrés. Los masajes ayudan a aumentar las ondas delta. Estas ondas están necesariamente vinculadas al sueño profundo. Una de las razones principales por las que las personas tienden a quedarse dormidas en la mesa de masaje está relacionada con este fenómeno. En pocas palabras, un masaje tiende a desviar el equilibrio de todos los modos de estrés cotidiano y lo inclina hacia sentimientos de bienestar, motivación, relajación y curación. ¿Qué más se puede pedir?

Los clientes diabéticos ahora pueden obtener la relajación que necesitan a través de un masaje neurona

Vivir y superar los muchos desafíos asociados con la diabetes mellitus conlleva un montón de estrés. El valor de vivir una vida sin estrés nunca puede ser subestimado. Los sistemas del cuerpo están en una tensión constante en la mayoría del tiempo cuando los niveles de azúcar en la sangre son altos. Aparte de eso, preocuparse por las complicaciones de la enfermedad y la ansiedad relacionada con el trabajo o las relaciones cotidianas puede aumentar su estrés. Los masajes pueden ayudar a calmar el sistema nervioso. Aparte de eso, un masaje trabaja para traer descanso a la mente y al cuerpo. Se sabe que todo esto tiene un efecto profundo en el equilibrio químico interno del cuerpo, ayudando a liberar al cuerpo de las hormonas del estrés. Todo lo que necesita es aplicar hábilmente el toque en las áreas correctas y pronto podrá despedirse del estrés relacionado con la diabetes.

Capítulo 10: Consejos y Precauciones de Masaje Para Pacientes Diabéticos

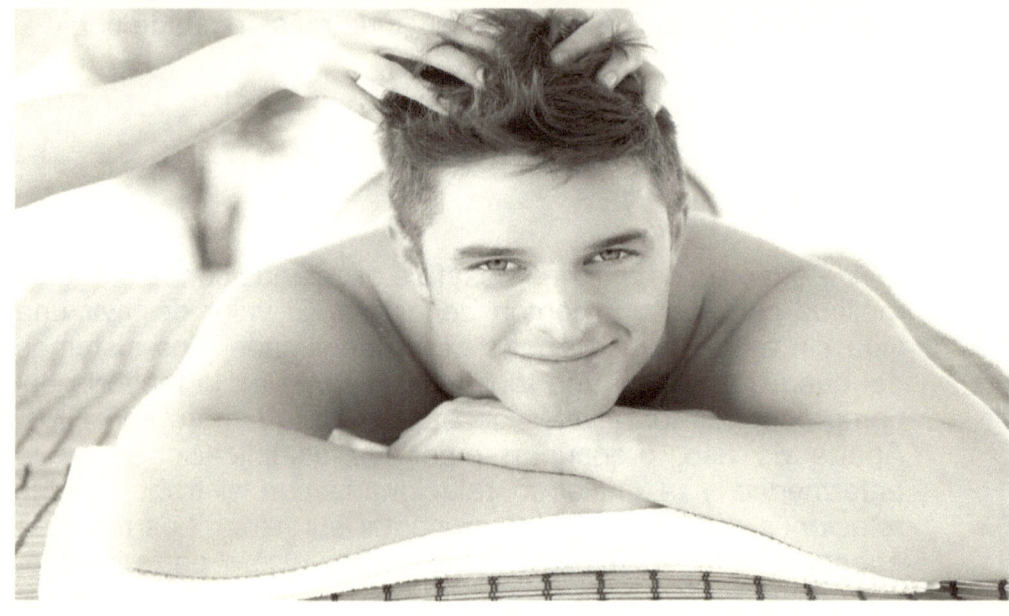

Fuente:Shutterstock

La diabetes mellitus prevalece entre la mayoría; por lo tanto, naturalmente, se han puesto a prueba varios tratamientos para que sirvan como una alternativa a la medicina occidental o simplemente para ayudar a la medicina occidental en el proceso de recuperación. La medicina herbaria es una de esas alternativas que ha encontrado un reconocimiento significativo, especialmente entre la población que se ajusta a los tabúes asociados con el uso extensivo de la medicina occidental. Aunque inicialmente se puso mucho fuego por no ser lo suficientemente efectivo o práctico, la medicina herbal ha demostrado ser una forma segura de controlar la diabetes. De manera similar, la terapia de masaje ha sido objeto de una amplia especulación, pero múltiples tipos de investigación llevada a cabo a lo largo de los años ahora avalan con confianza el efecto de esta técnica primitiva aparentemente ineficaz. Si bien no es de gran beneficio para el cliente cuando se implementa solo, pero cuando se usa junto con un modo de tratamiento alternativo, puede obtener resultados prometedores. Las personas que emplearon terapia de masajes mostraron un mayor progreso hacia la mejora en comparación con aquellas que solo usaron medicamentos para el control de la diabetes.

Al igual que cualquier otro modo de tratamiento, este también viene con su propio conjunto de repercusiones. La concientización solo puede lograrse involucrándose activamente en la investigación y el estudio que giran en torno a ciertos temas. Cuando se trata de su cuerpo y el tratamiento de enfermedades, uno que no es consciente de las complejidades asociadas con cada parte del cuerpo debe abstenerse de tomar cualquier decisión de tratamiento importante derivada únicamente de su propio criterio. Por lo tanto, es aconsejable consultar a su médico de antemano y discutir cada detalle con ellos. Su profesional de consultoría lo guiará con respecto a los resultados desafortunados del tratamiento, si lo hubiere, y también le brindará el mejor asesoramiento en función de su afección.

De manera similar, todos los profesionales de la salud deben estar bien conscientes de las expectativas, repercusiones y resultados asociados con el método de tratamiento que ofrecen. Los proveedores de atención médica de terapia física son tan importantes para el sector de la salud como cualquier otro proveedor de atención médica. Cuando se trata de masajistas, hay ciertas cosas que uno debe saber, especialmente cuando se trata de un cliente con Diabetes Mellitus.

10 factores importantes que los clientes diabéticos deben tener en cuenta al ir a la Terapia de Masaje

De manera similar, para un cliente, si está considerando optar por una terapia de masaje, debe estar bien equipado con toda la información posible sobre el tratamiento. Los siguientes son algunos consejos que ayudarán a todos los clientes diabéticos a utilizar para obtener los máximos beneficios.

Asegúrese de hacer una verificación de antecedentes con su terapeuta con respecto a su condición.

Es importante estar abierto con su terapeuta cuando se someta al proceso de búsqueda de un masaje. Una historia detallada y completa forma la base de cualquier terapia futura; por lo tanto, no vacile frente a su terapeuta al explicar su condición. Hable sobre cada detalle asociado con su condición para garantizar una relación segura entre terapeuta y cliente y también los mejores resultados de masaje posibles.

Se honesto sobre cualquier progreso.

La comunicacion es crucial para determinar el progreso. Si siente una mejora significativa en su condición, infórmeselo a su terapeuta. Si siente que todavía está parado donde comenzó, infórmeselo a su terapeuta. Sus comentarios le permitirán a su proveedor de atención médica realizar las modificaciones necesarias requeridas si desean esforzarse por mejorar. Esté abierto con su proveedor de atención médica y notará cambios significativos.

No tenga miedo de expresar sus temores o sus preocupaciones.

Si hay alguien que pueda alejar sus miedos y preocupaciones, es su proveedor de atención médica. Discuta sus inquietudes con ellos antes de firmar cualquier formulario. Solo si está convencido de que debe seguir adelante con el tratamiento, de lo contrario, tiene derecho a finalizar el tratamiento en cualquier momento. Su terapeuta sabe mejor sobre las complicaciones y los resultados negativos que pueden estar asociados con algo. Hable con ellos sin dudarlo.

Discute los descansos con tu terapeuta.

¿Te sientes demasiado abrumado y desesperadamente ansioso por un descanso? Hable con su terapeuta. Todos los tratamientos requieren consistencia y muchas veces la rutina se vuelve bastante agitada y agotadora. Si está buscando un descanso, no se gane. Hágale saber a su terapeuta cómo se ha estado sintiendo. Tomar un permiso de ausencia sin informar a su proveedor de atención médica no solo interrumpe la rutina sino que también dificulta el proceso de tratamiento que hace más daño que beneficio.

Alberga expectativas realistas.

Como cualquier tratamiento complementario, la terapia de masaje no es un milagro. No puede esperar que lo sane por completo sin hacer ningún otro esfuerzo individual, como el control de la dieta y las porciones y el ejercicio regular. Nosotros, como clientes, tendemos a establecer expectativas poco realistas cuando se trata de tratamiento. Empieza con un objetivo realista. Discuta cualquier pensamiento que pueda tener con su terapeuta antes de comenzar el tratamiento para evitar decepciones más tarde.

Consulte a su médico primero.

El factor más importante es consultar a su médico antes de programar una cita con un terapeuta. Escucha los consejos de tu médico. Sólo proceda si su médico ilumina su propuesta. Si te aconsejan que no lo hagas, debes evitarlo porque, al final, un médico lo sabe mejor.

Mantenga un control regular de sus niveles de glucosa en sangre.

El control y el equilibrio es lo que asegurará el progreso. Controle regularmente sus niveles de azúcar en la sangre usando pruebas de tira y mantenga un registro. Los patrones de recuperación son lo que determinará su progreso y, por lo tanto, la efectividad del tratamiento empleado. Es crucial verificar sus niveles de azúcar al menos 4 veces en un día para determinar si el masaje puede beneficiarse o no. En situaciones en las que no se siente bien, los niveles de azúcar se deben controlar con más frecuencia.

Siempre realice el masaje en una habitación con aire acondicionado cuando las temperaturas alcancen un nivel alto.

Durante el verano, cuando las temperaturas alcanzan los 85 grados y más, es importante realizar actividades como masajes en interiores. Ser diabético, la sudoración y la deshidratación se consideran peligrosos. Mantente hidratado en todo momento.

Para evitar cualquier circunstancia desafortunada durante el masaje, beba mucha agua en todo momento. Esto ayuda a mantenerte hidratado y evita los desmayos.

Preste atención a las señales que pueden indicar agotamiento por calor o disminución de los niveles de glucosa en la sangre.

Hay una lista de síntomas a tener en cuenta cuando se realiza un masaje. Estos incluyen los siguientes:
• Desmayo
• Mareos
• Sudoración excesiva
• Calambres en los músculos
• Aumento de la frecuencia cardíaca
• Sensación de náuseas.
• Vómitos
• Apariencia de piel fría y húmeda.
• Subida repentina de dolores de cabeza
• Cambio de personalidad

- Golpeteo del corazón
- Incapacidad para despertar
- Cambio de personalidad.
- Problemas de vision
- Temblorinas

Si surge alguno de los síntomas anteriores, es mejor informar al terapeuta de masaje para que detenga el procedimiento hasta que las condiciones vuelvan a ser absolutamente normales. Esto se debe a que todos estos son síntomas de hipoglucemia o bajo nivel de azúcar en la sangre y pueden considerarse fatales. El terapeuta de masaje debe saber cómo manejar la situación de una manera profesional. En los casos en que surja una emergencia, se debe buscar una llamada inmediata de asistencia médica profesional.

Las personas diagnosticadas con diabetes tipo 2 o diabetes no dependiente de insulina son aquellas que no dependen de la insulina para tratar sus niveles elevados de azúcar en la sangre. Se requiere una dieta adecuada, modificaciones de estilo de vida y cuidado para este tipo de clientes. Cuando se trata de masajes, hay una serie de precauciones que deben administrarse cuando se trata a pacientes con diabetes tipo 2. Si se siguen efectivamente, estos clientes pueden disfrutar de forma segura los muchos beneficios que conlleva la terapia de masaje. Estos incluyen la mejora de los niveles de glucosa en la sangre, el control de los niveles de estrés, una disminución de la presión arterial y la evitación de complicaciones a largo plazo, como un pie diabético.

Si bien la terapia de masaje es excelente en términos de curación tanto física como psicológica, hay otras medidas que deben tomarse para obtener los mejores resultados. Cambie a una dieta más saludable, haga ejercicio con regularidad y tome decisiones de vida más inteligentes además de buscar cualquier tipo de terapia. Sigue estos diligentemente y te garantizamos resultados positivos.

Capítulo 11:
Consejos Importantes Para
Masajistas y Clientes

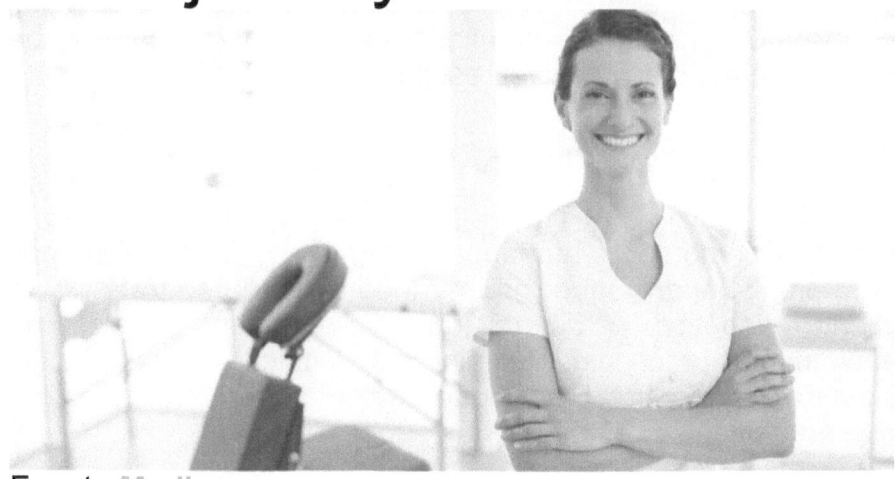

Fuente:Medium

Ser diabético y recibir un masaje requiere un cuidado y una atención especiales. Es muy importante tener conocimiento de la condición del cliente y cómo atender sus necesidades y requisitos deseados. Aparte de eso, es esencial tener un conocimiento profundo sobre cómo lidiar con una condición de emergencia que se relaciona con la hipoglucemia. Con los siguientes consejos que se mencionan a continuación, los terapeutas de masaje pueden esperar proporcionar los efectos más prometedores y duraderos de la terapia de masaje a sus pacientes diabéticos.

Sea consciente de las precauciones asociadas con el tratamiento de un cliente diabético

Las enfermedades sistémicas, como la diabetes mellitus, deben manejarse con el mayor cuidado. Cuando trate a un cliente diabético, asegúrese de acostumbrarse a la información necesaria sobre la condición. Esto incluye signos, síntomas, complicaciones y, lo que es más importante, precauciones. Antes de continuar con cualquier tipo de tratamiento, haga un historial detallado de la condición del cliente. Cuanto más detallada sea su verificación de antecedentes; mejor será el resultado.

Siempre ponga en práctica la técnica cuyas complicaciones conoce.

Nosotros como seres humanos no somos perfectos. Estamos programados para saber nada y todo. Cuando se trata de un cliente diabético o de cualquier cliente en general, no implemente prácticamente ninguna técnica de la que ni siquiera esté seguro. Solo sigue adelante con aquellos en los que eres bueno y de todo lo que sabes.

Tenga mucho cuidado al emplear técnicas de presión, ya que pueden contribuir a empeorar la condición del cliente.

El cuerpo humano se compone de múltiples puntos de presión; Cada uno sirve a su propio propósito en el funcionamiento fisiológico. No hace falta decir que las técnicas de punto de presión deben practicarse con el mayor cuidado para evitar cualquier contratiempo.

Debe tener en cuenta las rápidas fluctuaciones de los niveles de glucosa en la sangre durante la sesión de terapia. Durante un masaje, el cuerpo se encuentra en un estado de paz y relajación. Por esta razón, es posible que no puedan sentir un cambio que se produce en su cuerpo en ese momento en particular. Tener un amplio conocimiento sobre la hipoglucemia y sus síntomas es necesario. Aparte de eso, estar alerta sobre los síntomas de los cambios en los niveles de glucosa en la sangre de su cliente es necesario en ese momento en particular.

Conozca las técnicas básicas involucradas en el tratamiento de un cliente diabético.

Las condiciones específicas deben ser tratadas de una manera específica. Algunas de las técnicas que se emplean comúnmente para las personas diabéticas incluyen el masaje de drenaje linfático, el masaje de estilo sueco, la terapia de tejido profundo, el masaje de estilo Shiatsu, el masaje con toque terapéutico y el masaje Comfort Touch. Cada cliente varía en tipo y condición. Estudiar las condiciones del cliente de antemano y luego intentar el estilo particular es particularmente útil. Es prudente asegurarse de que emplee terapias de acuerdo con las necesidades específicas de su cliente individual.

Siempre escuche los comentarios del cliente.

La comunicación es crucial si necesita registrar la mejora de la condición del cliente. Sea abierto y aceptado y permita que el cliente gane su confianza en usted. Esto ayuda a invocar un fuerte sentido de seguridad en el cliente también. Si el cliente se queja de algún tipo de dolor o molestia durante la terapia de masaje, debe detenerse la sesión y pueden intentarse modificaciones. Nunca se debe imponer una técnica particular a un cliente. Después de escuchar los comentarios y opiniones de un cliente sobre la sesión de terapia de masaje, se pueden intentar modificaciones en el estilo de masaje.

Si desea convertirse en un exitoso terapeuta de masajes, sea abierto y receptivo a cualquier tipo de retroalimentación comunicada a su manera. Esto implica animar al cliente diabético a compartir información con usted sobre su condición y cuidado personal.

La retroalimentación tiene un gran valor cuando se trata de un masaje. A cada cliente se le debe dar una gran prioridad y esto se puede hacer escuchando los comentarios. Se debe trabajar en cualquier forma de crítica constructiva para que la terapia sea gratificante para el cliente. En resumen, escuchar al cliente es clave.

Si hay algún cambio que quisiera hacer, siempre tome el consentimiento de su Cliente.

Es aconsejable informar siempre al cliente sobre cualquier cambio que desee introducir en la rutina de la terapia. Las enseñanzas básicas de la medicina enfatizan la importancia de contar con el consentimiento del cliente antes de proceder con cualquier procedimiento; incluso algo tan minucioso como preguntarles cuál es su queja actual. Este protocolo no es diferente. Deja que tu cliente sepa cada detalle.

Nunca empuje a su cliente a involucrarse en algo con lo que no se sienta completamente cómodo.

Si cree que una determinada técnica podría aportar más beneficios al cliente, infórmeselo. Si el cliente parece indeciso, no lo presione ni insista en que haga algo con lo que no se sienta cómodo al 100%.

Construye un vínculo de confianza con tu cliente.

Instigar relaciones sanas con sus clientes. Esté abierto a preguntas de todo tipo y exprese su preocupación. La relación terapeuta-cliente es un vínculo muy sagrado. Permita que su cliente se sienta cómodo cuando está en su presencia. Esto asegurará una conversación honesta y, por lo tanto, el mejor resultado del tratamiento.

Conozca los síntomas físicos asociados con la disminución de los niveles de glucosa en sangre.

La terapia de masaje es conocida por ser muy relajante. La principal advertencia que viene con la diabetes es la fluctuación de los niveles de glucosa. Muchas veces, los niveles de glucosa en la sangre pueden bajar bastante a mitad del tratamiento. Si bien es posible que el cliente no pueda procesarlo pronto, es su deber detectar cualquier signo físico evidente asociado con los niveles fluctuantes de glucosa. Tome las medidas necesarias para garantizar que no se produzcan episodios de hipoglucemia o de desmayos posteriores.

Estudie la historia de tu cliente

Antes de emprender un estilo particular de masaje con un paciente diabético, las complicaciones de la afección deben estudiarse a fondo. Nunca intente ciegamente un estilo, ya que puede tener graves consecuencias.

Asegúrese de qué terapia de masaje debe aplicarse

La presión nunca debe aplicarse en cantidades excesivas. Las técnicas que implican el uso de presión deben administrarse dentro de límites aceptables y bajo el conocimiento del cliente. Los estilos de los que el terapeuta tiene dudas pueden empeorar las cosas.

Mantenga el masaje suave

La agresión es un rasgo que puede arruinar muchos fenómenos. La terapia de masaje funciona mejor cuando se maneja con cuidado. Un toque suave trae más beneficio que uno áspero. Adoptar un enfoque más ligero con un toque suave es la mejor manera de tratar a los pacientes diabéticos. De esta manera, estás obligado a estar en el lado más seguro en la mayoría de las condiciones.

Concientiza a su cliente

Discuta los beneficios físicos y psicológicos de la terapia de masajes para pacientes diabéticos. Esto hace que los clientes miren su terapia de masaje con mayor vigor. También esté dispuesto a guiarlos sobre cómo pueden hacer que los resultados de esta sesión de terapia duren más tiempo con el mantenimiento de una dieta equilibrada, ejercicio adecuado y modificaciones en el estilo de vida. Un poco de pensamiento puede recorrer un largo camino cuando se trata de terapia y asesoramiento.

Conclusión

La diabetes mellitus es el nombre que se le da a una condición médica en la que se produce un deterioro del metabolismo de la glucosa. Esto significa que el cuerpo no puede almacenar ni utilizar adecuadamente la glucosa en el cuerpo. Un hallazgo común es altos niveles de glucosa en la sangre en todo momento. Esta glucosa se excreta con mayor frecuencia en la orina, por lo que se observa con frecuencia la micción frecuente (poliuria) y la sed frecuente (polidipsia).
La diabetes mellitus puede ser de dos tipos, donde el tipo 1 se relaciona con la falta de insulina producida por el páncreas del cuerpo y el tipo 2 se relaciona con la falta de sensibilidad de los receptores diana del cuerpo a la hormona que controla la absorción de glucosa, la insulina.

Las complicaciones relacionadas con la diabetes mellitus son exhaustivas, desde simples a moderadas y luego graves. La retinopatía diabética afecta a los ojos, mientras que la neuropatía diabética afecta el tracto digestivo y las periferias, especialmente las piernas y los pies. La microvasculatura y el sistema circulatorio también se ven afectados, junto con el daño y el engrosamiento de los músculos y la fascia. La enfermedad cardíaca es común en pacientes diabéticos y también lo es el daño a los riñones y la vejiga urinaria. La piel puede sufrir múltiples infecciones, especialmente en la región de la pantorrilla. En circunstancias severas, la gangrena puede conducir a una amputación del pie o de la pierna completa.

El tratamiento de la diabetes es una lucha de por vida para las personas involucradas en la enfermedad. El cuidado cuidadoso, la planificación, el control de la dieta, las modificaciones en el estilo de vida y el cuidado personal abarcan un modo de tratamiento duradero y eficaz.

La intervención médica es de gran importancia cuando se trata del tratamiento de la diabetes mellitus. Sin embargo, una vez dicho esto, lidiar con los efectos secundarios y el estrés que conlleva el bagaje de la diabetes a veces es demasiado para cualquier persona. La terapia de masaje es una modalidad de tratamiento comprobada y efectiva para ayudar a las personas con diabetes mellitus. La terapia de masaje profesional hace maravillas cuando se trata de beneficiar a las personas diabéticas tipo 1 y tipo 2.

Lo que hace que la terapia de masaje sea tan beneficiosa cuando se trata de tratar a personas diabéticas es una pregunta en la que muchos de nosotros podemos reflexionar. Lo creas o no, la respuesta es simple. Todo lo que necesita es la técnica correcta, el tipo correcto de contacto y el área adecuada a la que se administra el masaje.

Algunas de las formas más comunes de técnicas y estilos de masaje utilizados para personas diabéticas incluyen el masaje sueco, la terapia de puntos de activación, el masaje terapéutico profundo y el masaje deportivo. Se trata de emplear la presión correcta y la técnica correcta, y no será demasiado tiempo para sentir la diferencia.

La terapia de masaje no trae consigo ningún efecto secundario. Algunos de los beneficios conocidos incluyen ayudar a mejorar la congestión sanguínea del cuerpo, el aumento de la movilidad, la reducción de las hormonas del estrés en el cliente debilitado, una mayor elasticidad del tejido, una mejor ingesta de las células a la insulina y un sentido general de relajación y bienestar entre todos los demás. .

La salud física y mental de una persona es el mejor regalo que uno puede poseer en una era en la que las enfermedades y dolencias se encuentran en su punto más alto. Con la terapia de masaje, las personas pueden encontrar un sentimiento inmediato de alivio que abarca una relajación profunda y reparadora, a la vez que ayuda a reducir las muchas complicaciones de su condición diabética.

Consejos rápidos que deben seguir los clientes diabéticos tipo 2 cuando realicen un masaje:

• Cada cliente/paciente diabético debe informar a su terapeuta de masajes sobre su condición particular y debe cumplirse.

• La comunicación es tan crucial al recibir un masaje. Ser honesto y mostrar comentarios es la mejor manera de abordar la situación. Esto asegurará la experiencia de masaje actual y la próxima será placentera.

• Cualquier comentario o consulta debe ser tratado antes de que comience el procedimiento. Esto se hace para garantizar que no quede ninguna duda en la mente del cliente sobre quien se realiza el masaje. Sólo cuando la mente está estresada y sin dudas, el masaje puede considerarse beneficioso.

• Si se desea un descanso durante el masaje, debe ser utilizado a toda costa. Muchas personas pueden encontrar un masaje como una nueva experiencia, por lo que lidiar con él puede ser abrumador para algunos.

• Nunca entres en un masaje esperando que se produzcan maravillas. El masaje junto con una buena dieta balanceada y el rendimiento de los ejercicios regulares es tan importante para los mejores resultados.

• Es importante mantener un control regular de los niveles de glucosa en la sangre, ya que es el mejor indicador de los efectos de la terapia realizada. Aparte de eso, también es importante saber cuánta mejora puede esperar lograr a través de la terapia de masaje. Tener niveles de azúcar en la sangre innecesariamente altos conducirá a una mejora pequeña o nula de la terapia de masaje.

• Antes de realizar un masaje, es importante concertar una consulta con su médico. Una vez que reciba la señal verde para continuar, el masaje se puede disfrutar con mayor placer.

Gracias por leer este libro. ¡Que usted o un ser querido lo encuentren útil!

Mis Mejores Deseos,

Brenda